Marco Müller

Zwischen Wahrheit und Lüge unserer Konsumgüter

Wie wir täglich vergiftet werden

Gewidmet all denen, die Ihr Renteneintrittsalter noch erleben möchten und nicht vorher an einer schrecklichen „Zivilisationskrankheit" zu Grunde gehen wollen.

Marco Müller

Zwischen Wahrheit und Lüge unserer Konsumgüter

Wie wir täglich vergiftet werden

Bibliografische Information der Deutschen Nationalbibliothek
Die Deutsche Nationalbibliothek verzeichnet diese Publikation in der Deutschen Nationalbibliografie; detaillierte bibliografische Daten sind im Internet über www.dnb.de abrufbar.

Impressum

Herstellung und Verlag: BoD – Books on Demand, Norderstedt
ISBN 978-3-8448-0852-0

Inhaltsverzeichnis

Vorwort

Dieses Buch soll über die Gefahren von Lebensmitteln, Körperpflegeprodukten und Haushaltsartikeln, die wir im Alltag verwenden, aufklären. Wir setzen uns diesen unbewusst und bewusst aus. Unbewusst, weil wir uns den Gefahren nicht bewusst sind und dessen Reaktionen, die diese Stoffe in unserem Körper auslösen. Bewusst, da wir denken, dass wir unserem Körper etwas „Gutes" mit der Aufnahme dieser Stoffe tun.

Was dieses Buch nicht ist und was dieses Buch ist !

Dieses Buch ist kein unübersichtlicher „Schinken" der von Fremdwörtern nur so strotzt. Die Themen im Einzelnen sind zu komplex und umfangreich, um sie bis ins letzte Detail beleuchten zu können.

Zu jedem einzelnen Thema, dass hier zu finden ist, gibt es mindestens ein Buch von mehreren hunderten Seiten Umfang, mindestens eine gute Dokumentation und etliche hunderte Seiten im Internet. Es soll diese auf gar keinen Fall ersetzten, sondern dieses Buch soll ein Wegweiser durch die „Lügen dieser Welt" sein. Es soll aufklären und den Menschen dazu inspirieren sich mehr mit seiner Umwelt auseinanderzusetzen.

Es soll dazu dienen, dass der Mensch sich bewusst wird, was er zu sich nimmt und er soll lernen auf sich und seine Ernährung zu achten und desweiteren selbst die Verantwortung für sein Handeln zu übernehmen.

Selbst die Verantwortung für sein Handeln zu übernehmen bedeutet sich selbst in die verschiedensten Themengebiete einzuarbeiten, sich verschiedene Seiten einer Position anzunehmen und dann selbst mit logischem Menschenverstand und cleverer Intuition unvoreingenommen sein Bild zu formen.

Es soll den Menschen eine von dem Mainstream nicht gezeigte Sicht vermitteln und zum Denken und Hinterfragen anregen.

Selbst die Verantwortung für sein Handeln zu übernehmen bedeutet nicht irgendwelchen Kommissionen, Regierungen und Forschungsinstituten u.s.w. blind zu vertrauen.

Wie oft hat sich unsere Wissenschaft geirrt und ein „harmloser" Stoff wurde nach Jahrzehnten verboten? Niemand soll sagen können „Das habe ich aber nicht gewusst!". Übernehme selbst die Verantwortung für Dich, Deine Gesundheit und Dein Leben!

Ernährung

Denn Du bist, was Du isst.

Hippokrates der wahre Begründer der modernen Medizin vertrat die Ansicht, dass der menschliche Körper über angeborene Selbstheilungskräfte verfüge.

***„Der Grundsatz sei, schade Dir nicht.
Deine Nahrung soll Deine Medizin sein.
Der Arzt kann helfen, heilen kann nur die Natur."***

Hippokrates von Kòs

Doch was tun, wenn unsere Nahrung keine Medizin, sondern unser tägliches Gift ist?

Aspartam

Der chemische Zuckerersatzstoff

Aspartam ist in sehr vielen „Light" - Produkten enthalten. Er dient als Zuckerersatzstoff, also als Süßungsmittel, da er die 200 - fache Süßkraft von Zucker besitzt und dazu nur 4 kcal/g (16,8 kJ/g) hat.[1]
Erfunden wurde Aspartam im Jahr 1965 per Zufall, als James Schlatter, ein Chemiker der Firma G.D. Searle Company, eine Droge gegen Geschwüre getestet hat.[2]

Die Verwandlung im Körper

Hat der menschliche Körper Aspartam aufgenommen, wandelt er Aspartam (L-Aspartyl-L-Phenylalaninmethylester) nun wieder in seine Grundsubstanzen um: Asparaginsäure (40%), Phenylalanin (50%) sowie Methanol (10%) .[3]
In unserem Gehirn sind Asparagin und Glutamin als Neurosender für die Übermittlung von Information von Neuron zu Neuron verantwortlich.
Bei einer regelmäßigen Einnahme von Asparagin oder Glutamin werden im Gehirn bestimmte Neuronen getötet, da diese zuviel Calcium in den Zellen zulassen. Dadurch werden übermäßige Mengen freier Radikale gebildet, die weitere Zellen töten.[4]

Falscher Glaube durch falsche Lehre

Eltern, die glauben ihren Kindern etwas gutes zu tun, da sie auf den Zucker verzichten, setzten ihre Kinder nun einer wesentlich höheren Gefahr als „nur Karies" aus!
Normalerweise verhindert die sogenannte Blut-Hirn-Barriere einen erhöhten Aspartam und Glutamat-Spiegel genauso wie andere hohe Konzentrationen von Giften in der Versorgung des Hirns mit Blut.
Diese ist jedoch im Kindesalter noch nicht voll entwickelt![5]
Desweiteren sind auch Erwachsene gefährdet. Nachfolgend eine Auflistung der möglichen Schädigungen, die durch die drei Grundsubstanzen von Aspartam auftreten können.[6]

Phenylalanin:

- ✗ verkümmertes Wachstum und "Schwachsinn".
- ✗ verringerter Serotoninspiegel im Hirn, der zu emotionellen Störungen wie z.B. Depressionen führen kann.
- ✗ Besonders gefährlich ist ein zu geringer Serotoninspiegel für Ungeborene und Kleinkinder.

Asparaginsäure:

- ✗ ALS, Multiplen Sklerose (MS), Gedächtnisverlust, hormonelle Probleme, Verlust des Hörvermögens, Epilepsie, Alzheimer, Parkinson, Hypoglykämie.

Methanol:

- ✗ Geringere Mengen über einen längeren Zeitraum akkumulieren sich im Körper und schädigen alle Nerven, ganz besonders die hoch empfindlichen Sehnerven und die Hirnzellen. In alkoholischen Getränken, die ebenfalls Methanol enthalten, wirkt der Ethylalkohol dem Methylalkohol entgegen. Nicht in Aspartam!
- ✗ Methanol wird vom Körper abgebaut und zu Formaldehyd (Formalin, chemisch Methanal) umgewandelt. Formalin ist ein tödliches Nervengift und wird vom Körper angesammelt und nicht abgebaut.

Erste Warnzeichen einer Aspartambelastung

Folgende Symptome können Anzeichen einer erhöhten Aspartambelastung sein: Muskelschmerzen (Fibromyalgie), Krämpfe, einschießende Schmerzen, Gefühllosigkeit in den Gliedmaßen, Schwindel, Kopfschmerzen, Ohrengeräusche, Gelenkschmerzen, Depressionen, Panikattacken, verwaschene Sprache, unscharfes Sehen und Gedächtnisschwund.[7]

Krank im Alter

Ein Problem ist auch hier, dass sich der Körper über viele Jahrzehnte vergiftet und im Alter Krankheiten auftreten, dessen Ursache oder Ursprung ungeklärt bleiben.[8]

Ich sehe was, was Du nicht siehst - Aspartam

Aspartam ist mittlerweile in über 3000 Lebensmitteln vorhanden. Es versteckt sich vorallem in vielen süßen „Light“ - Produkten, in Multivitaminsäften und Joghurts. Daher behalten Sie die Augen auf beim Einkaufen und suchen Sie auch die Rückseite nach den verdächtigen Stoff ab.[9]

Ein Gift, dass viele Namen hat

Weitere Namen für das süße Gift sind: E951, Nutra-Sweet, Equal, Spoonfull, Canderel, Sanecta.

Eine süße Alternative

Der Verzicht von aspartamhaltigen Produkten ist nicht immer leicht und auch andere Produkte enthalten meist keine ganz gesunden Zutaten. Doch ist die Giftigkeit von Asparmat mit der von z.B. Arsen vergleichbar.
Hier kann ein geringeres Übel gewählt werden.
Eine Alternative für aspartamhaltige Getränke wäre, neben dem selber pressen von frischen Säften, auch das kaufen von ungesüßten Säften.
Diese können zum Beispiel mit unbedenklichen Süßstoffen nachgesüßt werden. Einer dieser unbedenklichen Süßstoffen ist Stevia. Stevia ist völlig natürlich und es hat keine Nebenwirkungen![10]

Citronensäure

Egal, ob die Marmelade am Morgen, den Eistee am Nachmittag oder die Süßigkeit zwischendurch. Viele Lebensmittel enthalten Citronensäure als PH – Wert regulierenden Stoff und Konservierungsmittel.[11]

Citronensäure hat nichts mit der Zitrone gemein

Die meisten Menschen wissen nicht, dass Citronensäure nichts mit der Zitrone gemeinsam hat. Ursprünglich wurde dieser Stoff aus der Zitrone extrahiert, daher wird dieser Stoff Citronensäure oder auch Zitronensäure genannt. Da unsere Citronensäure in den Lebensmittel nun nicht von der Zitrone gewonnen wird, stellt sich die Frage, woher diese nun gewonnen wird.

Diese interessante Frage kann schnell beantwortet werden. Fast jedem ist der schwarze Schimmelpilz, der sich vorwiegend in den Fugen von Badewannen oder Duschkabinen befindet, wenn man z.B. unsachgemäß lüftet, bekannt.
Dieser nette Pilz trägt den Namen Aspergillus niger. Wenn dieser Schimmelpilz jetzt einem Eisenmangel ausgesetzt wird und in niedrigen PH – Werten gehalten wird scheidet er Citronensäure aus.[12] In anderen Teilen der Welt wird eine transgene Variante des Schimmelpilzes verwendet. Dies bedeutet, dass der Schimmelpilz gentechnisch verändert worden ist. Die Herstellung von Citronensäure mit transgenen Schimmelpilzen ist in Europa noch nicht erlaubt, dafür aber in Asien und in den USA. Dabei liegt die Bedeutung auf das Wortspiel „Herstellung", der Import der gentechnisch veränderter Citronensäure ist erlaubt.[13]
Zusammenfassend: Unsere Citronensäure, die wir täglich essen, wird von einem genmanipulierten Schimmelpilz ausgeschieden. Guten Hunger. Doch welcher Verbraucher ahnt dieses schon bei dem Namen Citronensäure, der sogar auf manchen Produkten mit Zitronensäure deklariert ist. Diese Namenstäuschung ist gewollt und nutzt die Industrie, um den Verbrauchern vorzugaukeln, es würde sich hierbei um eine natürliche Zutat handeln, nämlich die Säure der Zitrone.

Citronensäure schädigt Zähne

Desweiteren beherbergt Citronensäure viele Gefahren. Zum Ersten bildet die Citronensäure mit Kalzium einen Kalzium-Komplex. Dieser Kalzium-Komplex befindet sich auch in vielen Antikalkmitteln. Daran kann man dessen Aggressivität

sehen.
Doch was bei dem Reinigungsmittel gewollt ist, passiert auch mit unseren Zähnen. Die Citronensäure entzieht das Kalzium den Zähnen und macht diese so Karies anfälliger. [14]

Citronensäure kann resistent gegen Antibiotika machen

Der oben genannte Schimmelpilz, Aspergillus niger, braucht für die Ausscheidung der Citronensäure einen Nährboden. Ist der Nährboden einmal erkrankt, so wird auch der Schimmelpilz in Mitleidenschaft gezogen.
Um diesen Verlust vorzubeugen wird dem Nährboden Antibiotika, meist sogar Penicillin zugesetzt.
Dieses hat nun die Folge, dass die vom Schimmelpilz produzierte Citronensäure auch noch Restbestandteile der Antibiotika enthält.[15]

Citronensäure ist ein trojanisches Pferd

Die Citronensäure dient bei Aluminium und anderen Schwermetallen wie Cadmium, Quecksilber und Blei als Transporter. Dabei fungiert sie als trojanisches Pferd. Normalerweise können diese Schwermetalle nicht leicht ins Gehirn eindringen. Dafür sorgt die Blut-Hirn-Schranke. Doch da sich die Schwermetalle an die Citronensäure ankoppeln und eine Verbindung mit ihr eingehen, erkennt die Blut-Hirn-Schranke das Schwermetall nicht und lässt die Citronensäure passieren. Nun können sich die Schwermetalle im Gehirn ablagern. Dieses begünstigt Krankheiten wie Alzheimer und Parkinson.[16]

Doppelte Gefahr für Kinder

Da Kinder gerne die schwarze Limonade, vorzugsweise auch aus Dosen konsumieren, nimmt die Citronensäure das Aluminium aus der Dose auf, welche dann mit einem Citronensäure-Aluminiumkomplex ungehindert ins Gehirn wandern kann. Dieser Zustand verhindert außerdem die Aufnahme von Glukose, einem wichtigen Energielieferanten, im Gehirn.
Es kann vor allem bei Kindern, die sich noch in der Entwicklungsphase befinden, dann leichte Hirnschäden und Entwicklungsstörungen begünstigen. [17]

Nahrungsmittelallergie durch Citronensäure

Bei Menschen, die gegen Schimmelpilze sensibel reagieren, kann Citronensäure die auf einem Schimmelpilz gezüchtet wurde, Nahrungsmittelallergien auslösen und begünstigen. Daraus folgt, dass besonders Menschen, die an einer Schimmelpilzallergie leiden Citronensäure meiden sollten.[18]

Aber der Körper braucht doch Citronensäure?

Die Aussage, dass unser Körper Citronensäure benötigt, ist korrekt.
Vor allem für den Stoffwechsel ist Citronensäure wichtig, diese bezieht er jedoch aus Früchten oder produziert sie selber. Bezweifeln Sie jedoch, ob Ihr Körper unbedingt Citronensäure aus einem genmanipulierten Schimmelpilz mit Antibiotikazusätzen nötig hat.[19]

Citronensäure versteckt sich überall

Wir können in unseren heutigen Lebensmitteln Citronensäure fast nicht vermeiden, denn selbst in Bio-Marmelade finden wir sie. Vor mir habe ich die Bio-Marmelade eines bekannten deutschen Supermarktes stehen. Schaue ich hinten auf die Zutatenliste so ist zu erkennen, dass alle Früchte und auch der Rohrzucker aus kontrolliert biologischem Anbau stammen. Nur das Säuerungsmittel Citronensäure ist nicht aus kontrolliert biologischem Anbau. Und trotzdem darf sich laut EU-Recht dieses Lebensmittel als „Bio" bezeichnen.
Als Alternative ist hier zum Beispiel die selbstgemachte Marmelade eine Ausweichmöglichkeit. Da wir aber die Citronensäure kaum vermeiden können, sollten wir uns bewusst machen, dass wir fast überall Citronensäure in Lebensmittel finden. Es ist zu empfehlen, dass wir bei Lebensmitteln unter dem Vorsatz „Wo Citronensäure vermieden werden kann, soll sie vermieden werden." vorgehen und danach einkaufen. Dass soll heißen, bei Marmelade können wir Citronensäure kaum vermeiden, jedoch bei Getränken. Statt einen Saft, der auch meist Citronensäure enthält zu trinken, sollten Sie stattdessen eine Tasse Tee oder Kaffee trinken.
Statt einen fertigen Bananenjoghurt zu kaufen, der meist Citronensäure enthält, bereiten Sie sich einen frischen Joghurt aus Quark oder Naturjoghurt zu und heben sie eine pürierte Banane darunter. Gegenbefalls süßen Sie ihn mit etwas Zucker. Diese Methode hat zwei positive Nebeneffekte. Zum einen vermeiden Sie die Citronensäure und er schmeckt besser als ein gekaufter Joghurt.

Fluor & Fluorid

Unsere Kinder bekommen es schon seid der Geburt in Form von Fluoridtabletten. Als Erwachsener nehmen wir es im Laufe eines Menschenlebens bewusst durch Zahnpasta und fluoriertes Salz und unbewusst durch viele andere Lebensmittel auf. Doch was uns als Spurenelement verkauft wird, ist ein hochtoxisches Gift.

Fluor als natürliches Spurenelement

Fluor kommt als natürliches Spurenelement in Butter, Eiern, Erdnüssen, Fischen, Hirse, Käse, Muttermilch, Ölsardinen, Spinat, schwarzem Tee und Walnüsse vor. Dieses natürliche Spurenelement benötigt der Körper und er kann es verwerten. Das Fluor, das wir jedoch in Zahnpasta und Salz aufnehmen, ist ein synthetisch hergestelltes Fluor, welches der Körper nicht verwerten kann. [20, 21]

Fluorid in Industrieprodukten

Es ist falsch zu denken, man nehme Fluorid nur in Salz und Zahnpasta auf. Fluorid ist überall! Bäcker und Lebensmittelproduzenten werden angewiesen fluoridhaltiges Salz für die Zubereitung Ihrer Produkte zu verwenden. Auch sämtliche Fleischprodukte werden mit Pökelsalz bearbeitet. Somit nehmen wir mit jeder Scheibe Brot, jedem Brötchen, Kuchen, Gebäck, Fleischgericht, Dosensuppe, Fertiggericht, Pizza etc. künstlich hergestelltes Fluorid auf. [22]

Fluor als Kariesprophylaxe

Für die Wirksamkeit von Fluor zur Kariesvorbeugung werden verschiedene wissenschaftliche Studien herangezogen. Über die Falschheit der Interpretation dieser Studien beschäftigen sich diverse Bücher.[23] Zu der Interpretation dieser Studien, die zur Kariesvorbeugung herangezogen werden, äußerte sich der bekannte amerikanische Berufsstatistiker und Mathematiker Dr. Arnold wie folgt:
"Die von den Befürwortern der Kariesprophylaxe mit Fluor vorgelegten Erfolgsstatistiken verwende ich in meinen Vorlesungen als Anschauungsmaterial dafür, wie Statistiken auf keinen Fall gemacht werden dürfen."[24]
Dieses Zitat zeigt alles auf, was zu den „wissenschaftlichen Beweisen“ zu sagen ist.

Fluor unwirksam und gefährlich

Dass unser Körper das synthetisch hergestellte Fluor nicht positiv verwerten kann, ist in erster Weise nicht sehr tragisch, wenn es nicht so schädlich wäre. Einfach gesagt soll Fluor die Zähne härten. Dieses tut es auch, aber es macht die Zähne nicht nur härter, sondern auch spröder. Die Zähne werden langsam demineralisiert. Dieses geschieht, da sich das Fluor im Natriumfluorid mit Calcium Molekülen, die sich im Zahn befinden, verbinden.[25]

Fluoridtabletten für Babys

Schon im jungen Alter weisen Ärzte die Eltern an, ihren Kindern Fluoridtabletten zu geben. Neben den vielen toxischen Wirkungen, die das Fluor im menschlichen Körper entfaltet, sei hier das Augenmerk auf eine wichtige Frage gestellt. Fluor Moleküle verbinden sich mit Calcium Moleküle und machen diese dann für den Körper unbrauchbar. Dadurch werden Zähne härter und somit auch spröder. Babys und Kleinkinder machen in den ersten Jahren viele Fortschritte im Wachstum. Auch das Skelett eines Kleinkindes befindet sich im stetigem Wachstum.
Aber nicht nur Zähne bestehen aus Calcium, auch die Knochen bestehen aus Calcium. Kann es gesund für ein Kind sein, wenn seine Knochen, die sich im Wachstum befinden künstlich gehärtet werden?[26]
Weiteres für Sie zum Nachdenken ist ein Zitat von einer Krankenkasse zur Fluoridierung: *„Allerdings müssen Eltern und Kinderärzte auf die Dosierung des Fluorids achten, denn zu viel Fluorid kann die Zähne bräunlich verfärben.„*[27]
Warum verfärben sich die Zähne braun? Ja, weil sie demineralisiert werden.
Schlussfolgernd kann man sagen, dass bei einer zu hohen Gabe/Portionierung an Fluorid sich nach einiger Zeit die Demineralisierung der Zähne durch braune Verfärbungen bemerkbar macht. Bei einer niedrigeren Dosierung werden sich die Zähne auch demineralisieren, nur wird man dieses nicht sofort erkennen.

Natriumfluorid + Calcium = Calciumfluorid

Das Fluorid von Natriumfluorid ist an sein Natriummolekül nicht sonderlich fest verbunden. Es sucht sich Calciummoleküle und sobald es welche gefunden hat, wird es mit diesen eine Verbindung eingehen. Im menschlichen Blut befindet sich viel Calcium. Natriumfluorid wird sich mit dem Calcium zu Calciumfluorid verbinden.[28] Allerdings benötigt unser Körper das Calcium für verschiedene Prozesse. Mit Hilfe des Calciums werden zum Beispiel Muskeln und Zellen vor Giften geschützt. Auch neutralisiert Calcium die Säuren in unserem Körper. Für diese Aufgaben ist das Calcium in unserem Körper verantwortlich. Doch dieses Calcium fehlt dem Körper, da es durch die Verbindung mit Fluorid zu Calciumfluorid geworden ist und der Körper diese Verbindung nicht verwerten kann. Dadurch erleidet unser Körper früher oder später einen Calciummangel.[29] Aus dem Calciummangel folgt, dass unser Organismus zusätzliches Calcium zur Verfügung zu stellen versucht. Hierzu nimmt der Körper das Calcium aus den Knochen und Zähnen. Dieses führt auf Dauer zu einem chronischen Calciummangel und führt weiter zu Osteoporose mit häufigen Knochenbrüchen, Wachstumsstörungen bei Kindern und Karies.[30]

Eine langsame Vergiftung

Fluorid vergiftet unseren Körper langsam und konstant. So äußerte sich der Pharmakologe und Toxikologe Professor Steyn, Südafrika, folgendermaßen: *„Fluoride bilden die stärksten Breitspektren-Enzymgifte, die uns bekannt sind. Sie hemmen beispielsweise noch in einer Konzentration von 1:15 Millionen die Tätigkeit des Enzyms Lipase, welches für die Fettverdauung absolut notwendig ist."*[31]

Diese Enzyme sollen dafür sorgen, dass unsere Stoffwechselvorgänge im Körper funktionieren. Werden diese nun über Jahrzehnte vergiftet, so können diese ihre Funktion des Stoffwechsels nicht mehr aufrechterhalten. Im Alter tauchen typische Zivilisationskrankheiten auf, welche in Wahrheit die Folgen einer jahrzehntelangen Vergiftung unseres Körpers sind.

In vielen Fällen können wir eine Aufnahme von Fluorid nicht vermeiden. Es steckt in fast jedem Industrielebensmittel. Man könnte fast schon von einer Zwangsmedikation sprechen. Die wissenschaftliche Haltbarkeit zur Kariesvorbeugung ist nicht gegeben und auch die Ungefährlichkeit ist nicht zweifelsfrei erwiesen.

Denken Sie es ganz zu vermeiden sei unmöglich? Falsch gedacht, denn in 2 Punkten können Sie die Fluoridaufnahme kontrollieren. Erstens bei der Zahnpasta. Hier finden wir in Reformhäusern oder Naturkostläden Zahnpasten ganz ohne Fluorid. Auch beim Salz können wir bewusst auf Fluorid verzichten. Wer jetzt noch Angst hat, dass er einen Fluoridmangel erleidet, der kann dafür einen Fisch pro Woche mehr essen oder eine Tasse schwarzen Tee am Tag trinken. In welchen Lebensmitteln Fluor als natürliches, für den Körper verwertbares Spurenelement vorkommt, ist in „Fluor als natürliches Spurenelement" beschrieben.

Geschmacksverstärker

Geschmacksverstärker sind keine Gewürze

In vielen industriell hergestellten Lebensmitteln finden wir Geschmacksverstärker. Häufig in Saucen, Chips, Tütensuppen, Fertiggerichten und vielen anderen Nahrungsmitteln. Doch Geschmacksverstärker sind keine Gewürze, sondern ein Zusatz, der dem Gehirn vorgaukelt das Essen sei lecker. [32]

Glutamat ein chemisches Rauschgift

Glutamat wird beispielsweise heute in den meisten Fällen mit Hilfe von gentechnologisch veränderten Mikroorganismen auf Nährmedien hergestellt, die aus gentechnologisch verändertem Mais bestehen.[33] Dieses chemische Rauschgift, dass in dieser Form in der freien Natur nicht vorkommt, überwindet problemlos die Bluthirnschranke und löst im Stammhirn ein künstliches Hungergefühl aus, indem es dieses stört.[34] Das Ziel von Geschmacksverstärkern ist es, ungenießbare Lebensmittel mit wenig Eigengeschmack auf den Markt zu werfen.

Einige Erkenntnisse zu Glutamat [35]

- ✗ In Tierversuchen führte der Geschmacksverstärker zu schwersten Gehirnschäden. Nachkommen der Tiere entwickelten kein funktionstüchtiges Nervensystem.
- ✗ Glutamat unterdrückt das Wachstumshormon Somatropin, dass Einfluss auf die Fettverbrennung hat. Folge: kleine, übergewichtige Menschen.
- ✗ Prof. Dr. Hiroshi Ohguro von der Universität Hirosaki, Japan fand heraus, dass bei Personen, die längere Zeit regelmäßig den Geschmacksverstärker Mononatriumglutamat zu sich nahmen, Netzhautschäden entstanden. Die Folgen sind Sehschwächen bis hin zum kompletten Verlust des Augenlichtes (Erblindung).
- ✗ Bei geringeren Dosen Glutamat sammelt sich dieses über Jahrzehnte an und kann den Grünen Star (Glaukom) auslösen.
- ✗ Die Arbeitsgruppe um Ilker Eyüpoglu aus der neurochirurgischen Klinik der Universität Erlangen-Nürnberg fand heraus, dass der Neurotransmitter Glutamat verantwortlich ist für die Entwicklung von Ödemen bei malignen Gliomen.

- ✗ Glutamat wirkt neurotoxisch, d.h. das Gehirn wird angegriffen. Genauer gesagt Nerven werden angegriffen und zwar so schlimm, dass diese sich nicht mehr regenerieren können.

Die oben genannten Schäden sind nur einige schädliche Wirkungen von Glutamat. Die Liste ließe sich problemlos über mehrere Seiten füllen.

Das Royal - Steak

Diese ganzen gesundheitlichen Risiken nimmt die Industrie in Kauf, um die Kosten zu minimieren und den Gewinn zu steigern, denn echter Geschmack kostet eben Geld!
Daher sollten bei Fertigprodukten wie Chips, Saucen und Tütensuppen darauf geachtet werden, dass diese keine Geschmacksverstärker enthalten.
Leider kommen somit viele Produkte, die wir gewöhnt sind nicht mehr in Frage, aber unsere Gesundheit sollte uns dieses Wert sein.
Denn mit Geschmacksverstärker schmeckt selbst eine tote Taube wie ein Royal – Steak.

Hefeextrakt

Auf immer mehr Produkten ist in der Zutatenliste das Wort Hefeextrakt zu finden. Jedoch welchen Sinn hat das Hefeextrakt in den Lebensmitteln und wieviel hat dieses Extrakt eigentlich noch mit der Hefe gemein?

Hefeextrakt – ganz natürlich?

Das Wort Hefeextrakt ist nur eine schauspielerische Leistung Gesetze auszuhebeln und den aufmerksamen Verbraucher zu täuschen.[36] Aus konzentrierten Hefezellen werden die Proteine herausgelöst. Die Hefe dient dazu nur als Eiweißlieferant. Die gelösten Proteine sind das Extrakt.[37] Mit der natürlichen Hefe hat die Eiweißbrühe, die die Hersteller Hefeextrakt nennen, nicht mehr viel zu tun, aber das macht auch nichts. Hinter diesem schönen natürlich klingenden Wort verbergen sich drei Geschmacksverstärker: Glutamat, Inosinat und Guanylat.[38]

Neue Einsatzzwecke und Verbrauchertäuschung

Dass der Verbraucher langsam anfängt sich immer aufmerksamer zu informieren und wählerischer bei seinen Produkten wird, ist auch an den großen Herstellern nicht vorbeigegangen. So mussten neue Wege gefunden werden den Verbraucher hinters Licht zu führen. Und die Hersteller haben einen Weg gefunden. Hefeextrakt! Nun können gleich drei Geschmacksverstärker in einer Zutat vereint werden. Eigentlich dürfen in Bioprodukte keine Geschmacksverstärker vorhanden sein. Da das Glutamat nicht isoliert auftritt und es sich bei Hefe um eine natürliche Zutat handelt, ist das Extrakt, welches aus dieser Hefe hergestellt wird, laut Gesetz als natürliche Zutat zu sehen. Somit darf es auch in Bioprodukten verwendet werden. Eine Kennzeichnungspflicht mit einer E-Nummer besteht deshalb nicht. Nun dürfen die ganzen Tütensuppenhersteller auf ihren Tüten auch brav schreiben „Ohne Zusatz von Geschmacksverstärker“. Dabei wird der Verbraucher bewusst getäuscht.[39]

Neue Namen für das alte Gift

Andere Namen für das Nervengift Glutamat: autolysierte Hefe, hydrolysierte Hefe, hydrolysiertes Gemüseprotein, Proteinisolate und Sojaextrakte. Auch dürfen Sie sich durch die gerissene Wortwahl „Ohne Zusatz von Geschmacksverstärker“ nicht beeinflussen lassen und müssen auch hier die Zutatenliste studieren.

Jod

Im Jahr 1989 begann die Zwangsjodierung in Deutschland. Von diesem Tage an bis heute wird unserer heutigen Nahrung Jod in Form von Jodiden, Jodaten oder Jodophoren zugesetzt. Der Grund sei, dass Deutschland angeblich ein Jodmangelgebiet ist. Dieses wurde nie wissenschaftlich belegt.[40]
Man sagt Jod sei wichtig für unseren Körper, was aber nur ein kleiner Teil der Wahrheit ist. Ein Auszug aus Wikipedia zum Thema Jodmangel: *„Da in Jodmangelgebieten wie Österreich, Schweiz und Deutschland die Verwendung von jodiertem Speisesalz im Haushalt allein nicht ausreichend ist, müssen auch industriell hergestellte Fertignahrungsmittel jodiertes Speisesalz enthalten, um eine ausreichende Versorgung mit Jod über die Ernährung zu gewährleisten.“* [41]
Normalerweise gibt es keinen ganzflächigen Jodmangel, es ist allerdings richtig, dass manche Personen an einer Jodunterversorgung leiden. Dies hat nichts mit einem generellen Jodmangel im angeblichen Jodmangelgebiet Deutschland zu tun, sondern vielmehr, dass bestimmte Prozesse bei den unter Jodmangel leidenden Personen nicht richtig arbeiten. Solche Prozesse werden größtenteils durch das künstliche Jod der Industrie und durch andere negativen Umweltbedingungen hervorgerufen.[42]

Jod in der Natur

In der Natur kommt Jod überwiegend als Natrium-Jod-Verbindung vor. Diese weisen eine sehr hohe Stabilität auf. Falls die Schilddrüse vermehrt Schilddrüsenhormone produziert, so benötigt sie dafür eine gewisse Menge an Jod. Diese Menge bekommt sie von den Natrium-Jod-Verbindungen, die der Körper in seiner natürlichen Form aufgenommen hat. Da die Natrium-Jod-Verbindungen sehr stabil sind, bleiben diese lange im Körper bestehen. Durch eine regelmäßige Neuaufnahme an natürlichen Jod wird der Jodvorrat immer wieder aufgefrischt und der Körper hat auch zu Krisenzeiten genug Jod eingelagert, so dass der Körper jederzeit darauf zurückgreifen kann. Beim künstlichen Jod hingegen wird das Jod an Kalium gebunden. Kalium-Jodid hingegen ist nicht ansatzweise so stabil wie die Natrium-Jod-Verbindungen. Durch diese Verbindung kann der menschliche Körper das aufgenommene Jod nicht lange speichern. Wenn jetzt die Schilddrüse vermehrt Jod für die Produktion von Schilddrüsenhormonen benötigt, ist der Jodvorrat schneller aufgebraucht, bzw. der Körper erleidet einen Jodmangel. Eine weitere Folge ist, dass die Schilddrüse nun nicht mehr genügend Jod zur Verfügung hat und die Hormonproduktion unregelmäßig wird. Der Körper schaltet nun verschiedene Schutzfunktionen ein, unter anderem wird er die Leistung der Schilddrüse herunterfahren. Es kann der Anfangszustand einer von vielen Schilddrüsenkrankheiten, wie zum Beispiel einer Schilddrüsenunterfunktion sein.[43]

Verstecktes Jod

Wer nun meint er verzichte auf die offensichtlichen Produkte, wie jodiertes Speisesalz und esse nur natürliche Jodlieferanten hat die Zwangsjodierung unterschätzt. (*Verstecktes Jod* - Seite: 66) Die meisten Mineralfuttergemische, die an unsere Tiere verfüttert werden enthalten Kalium-Jodid. Somit sind Ausgangsprodukte, wie Milch, Butter, Sahne, Joghurt, Quark, Fleisch, Eier etc. stark jodiert und das ohne eine Deklaration! [44]

Aus Müll mach Geld

Ein Teil des heute künstlich hergestellten Jod's wird zum Beispiel aus recycelten Industrieabfällen, wie Druckerfarben, Katalysatoren, Röntgenkontrastmitteln und anderen Abfällen hergestellt. Aber doch nicht in Deutschland oder? Aber doch! So gewinnt zum Beispiel eine Troisdorfer Firma in einem lukrativen Verfahren aus jodhaltigen, aber hochgiftigen, Industrieabfällen das Jod zurück und stellt damit Jodsalz her. (Bonner Stadtanzeiger, Dienstag, 12. November 1996)[45]

Zurück zum echten Jod

Unser Körper braucht Jod, als natürliches Spurenelement. Jedoch kein Jod aus recyceltem Industrieabfall! Wir brauchen auch nicht so viel Jod, dass sämtliche Lebensmittel mit künstlichen Jod angereichert werden müssen. Das Jod in der Natur ist vollkommen ausreichend.[46] Auf der einen Seite benutzen wir Kaliumjodid als Desinfektionsmittel, um sämtliche lebenden Zellen und Keime abzutöten.[47] Wegen der Giftigkeit von Jod wurde der MAK-Wert (Wert für die maximale Konzentration in der Luft) in Deutschland auf 1 mg/m3 festgelegt. Die toxische Dosis liegt bei 2 mg.[48] Auf der anderen Seite wird uns erzählt das Jod, hergestellt aus Industrieabfall, gesund sei. Glauben „die da Oben“, denn überhaupt selbst an dass, was sie versuchen uns Bürgern zu erzählen? Wir brauchen keine Zwangsjodierung, wir müssen nur ausreichend Kost mit genug natürlichem Jod zu uns nehmen. (*natürliche Jodlieferanten* - Seite 66)

Margarine

Würden Sie gerne Schmiere oder Fett essen? Nein? Sind Sie sicher, dass Sie es nicht tun? Wenn Sie mit einem ja antworten, haben Sie falsch gedacht, denn Sie essen bestimmt Margarine. Die Werbung erzählt uns täglich, wie gesund Margarine sei und dass es sich um ein völlig natürliches Produkt handeln würde.
Doch es wird dabei vergessen etwas zu erwähnen.

Billiges Speisefett für die unteren Schichten

Ein kurzer Blick in die Vergangenheit, soll Ihnen zeigen für welche Zielgruppe Margarine entwickelt wurde! Der Franzose Hippolyte Mège Mouriès erhielt am 15. Juli 1869 das Patent über die Herstellung von Margarine. Anhand von Forschungen, die Napoleon der III. auf der Suche nach einem billigen Speisefett zur Versorgung der Armee und der unteren Schichten der Bevölkerung in Auftrag gegeben hatte. [49] Zurück in der Gegenwart schauen wir uns einmal die Zutatenliste einer Markenmargarine an. Darauf ist folgendes zu lesen: pflanzliches Öl, Trinkwasser, pflanzliches Fett, Emulgatoren (Mono- und Diglyceride von Speisefettsäuren, Lecithine), Säurungsmittel Citronensäure, Aroma, Farbstoff Carotin.

Einmal in Gedanken Margarine hergestellt

Nun werden wir Schritt für Schritt einmal diese Zutaten analysieren. Dazu werden wir in Gedanken eine Margarine herstellen.
Zuersteinmal brauchen wir die Grundsubstanzen, welche pflanzliches Öl und Wasser sind. Stellen Sie sich dabei bildlich vor, wie Sie einen Behälter nehmen und dort die Zutaten hineingeben. Was erhalten wir nun? Ein Wasser – Öl Gemisch. Dazu geben Sie ein bisschen pflanzliches Fett. Jetzt nehmen Sie den Mixer und vermengen die Zutaten. Was sehen Sie? Nichts, da Öl und Wasser sich nicht verbinden. Um dieses zu erreichen, nehmen wir nun unsere Emulgatoren Mono- und Diglyceride von Speisefettsäuren. Mono- und Diglyceride sind die Abbauprodukte der Fette bei der Fettverdauung. Diese entstehen zum Beispiel auch bei verdorbenen Lebensmitteln. Desweiteren geben Sie etwas Lecithine hinzu. Lecithine hat folgende zwei Funktionen: Erstens soll es als Emulgator dienen und zweitens verhindert es ein Aufspritzen der Margarine beim Kochen. Haben Sie die Emulgatoren hinzugefügt, so werden sich unsere Zutaten nun zu einem Wasser-Öl-Fett Gemisch verbinden. Schauen wir erneuert in Ihr Gefäß, dann sehen

wir eine weiße, transparente und schleimige Paste. Beim Gedanken wofür man diese verwenden würde, werden uns wohl viele Sachen einfallen. Zum Beispiel als Schmiermittel oder vielleicht als alternativer Kraftstoff. Aber würden Sie sich diese Schmiere auf ein Brot streichen und es essen wollen?
Jetzt wird das Gemisch durch Hydrieren gehärtet. Bei diesem Verfahren wird das Wasser-Öl-Fett Gemisch bei 200 Grad unter Druck erhitzt und mit Hilfe eines Katalysators wird erreicht, dass sich der Wasserstoff an die Doppelverbindungen der Moleküle anlagert. Dadurch wird unser Gemisch dicker. Bei diesem Vorgang werden alle Vitamine des Pflanzenöls zerstört. Dass ist auch der Grund, warum manche Margarinehersteller ihrer Margarine künstlich Vitamine hinzufügen.
Schauen Sie jetzt in das Gefäß. Haben Sie Margarine erhalten? Es sieht weiß und cremig aus, jedoch ist es geschmackslos.

Was ist Margarine wirklich?

Es ist eigentlich nur Öl und Wasser, was durch Emulgatoren verbunden und unter Zerstörung aller Vitamine verdickt wurde. Führen Sie sich vor Augen, dass es Margarine ist! Damit dieser weiß-transparente Fettklumpen nach etwas schmeckt, verwendet man Citronensäure und Aroma. Beides sind künstlich hergestellte Substanzen. Da der deutsche Konsument nur ungern eine undefinierbare und farblose Paste ist, fügt man den Farbstoff Carotin hinzu. Mhhh... lecker, optisch sieht es der Butter doch schon ähnlicher und Dank der synthetisch hergestellten Aromen schmeckt es auch wie Butter. Fertig ist die Margarine.[50,51,52]
Wenn wir uns in Gedanken vorstellen, was genau Margarine eigentlich ist, dürfte uns der Appetit bis ans Lebensende vergangen sein.

Margarine gefährdet unsere Gesundheit

Hinzu kommt noch, dass durch die Hydrierung nicht nur alle Vitamine zerstört werden, sondern sich auch Fettsäuren und trans- Fettsäuren bilden.[53] Diese belasten das Herz – Kreislaufsystem und stehen im Verdacht Krebs auszulösen bzw. zu begünstigen.[54]

Das Cholesterindogma über Margarine

„Margarine ist cholesterinarm und sehr gesund“. Solche Märchen über Margarine wollen uns die Hersteller über Werbung in den Massenmedien eintrichtern. Fühlen wir dem Dogma auf den Zahn.

Dogma: Margarine sei so gesundheitsfördernd, weil sie wenig Cholesterin enthält.

Fakt: Margarine enthält wenig Cholesterin, dass ist richtig. Jedoch belegen neue Studien, dass Cholesterin nicht zu Herz – Kreislaufproblemen führt.[55]

So äußerte sich zum Beispiel Professor Peter Sawicki im Öko-Test Heft vom Oktober 2010 und Januar 2011 folgendermaßen: *„Es ist zu kurz gesprungen, nur auf den Cholesterinwert zu starren. Die Zukunft lässt sich aus Blutwerten so wenig herauslesen, wie aus Kaffeesatz."*.[56]

Auch der Schweizer Pathologieprofessor Jan-Olaf Gebbers hat verschiedene Studien miteinander verglichen, bei denen Cholesterinwerte von Toten entnommen wurden. Er kam zu dem Schluss, dass es keinen Zusammenhang zwischen Arterienverkalkung und Cholesterin gibt.[57] Das Cholesterin nicht automatisch im Zusammenhang mit Herz-Kreislauf und Arterienerkrankungen in Verbindung gebracht werden kann, zeigt das Ergebnis einer Studie mit fast 20.000 Teilnehmern in Kopenhagen.[58]

Wahrheit: Butter ist nicht so schädlich, wie uns die Werbung glauben machen will und somit die Margarine in ein besseres Licht zu rücken. Margarine kann keine gesundheitsfördernde, jedoch viele gesundheitsnegative Eigenschaften für sich beanspruchen.

Alternative zur Margarine

Statt einen vitaminlosen Fettklumpen zu essen, sollte auf Butter ausgewichen werden. Zwar hat Butter die natürliche Eigenschaft im Kühlschrank ziemlich hart und nicht streichfähig zu sein. Hier kann Abhilfe geschaffen werden, indem die Butter zum Beispiel in sechs gleich große Stücke aufgeteilt wird. Ein Teil wird aktuell verwendet und nicht in den Kühlschrank gestellt. Die anderen fünf werden kühl gelagert. Das aktuelle Stück dürfte in 2-3 Tagen aufgebraucht sein und muss in der Zeit auch nicht gekühlt werden. Ansonsten besteht die Möglichkeit abzuschätzen, wie viel Butter am Tag benötigt wird und diese dann am Vortag vom großen Stück abzuschneiden. Somit ist immer ein Stück streichfähige Butter einsatzbereit. Wer es ganz gesund möchte, sollte nur Sauerrahmbutter kaufen. Aber auch jede andere Butter ist gesünder als Margarine.

Für alle die sich vegan ernähren, können zum Beispiel auf Oleolux ausweichen.[59]
(Rezept auf Seite: 67)

H-Milch

Milch gehört bei den meisten Menschen zum Alltag.
Wir verzehren Milch zu Müsli, unserem morgigen Kaffee oder zum Kochen für Puddings und nehmen diese auch indirekt in Nahrungsmitteln, wie Joghurts, Quarks, Käse und Co. zu uns.
Doch unsere heutige Milch ist nicht mehr das, was sie vor 70 Jahren einmal war, als der Milchmann sie uns noch frisch mit der Milchkanne geliefert hat.
Durch viele Verfahren, die heute auf die Milch angewandt werden, haben wir eine weiße Suppe, die vom Ausgangsprodukt nicht mehr viel gemein hat.

Pasteurisierung

Bei der Pasteurisierung wird die Milch auf 60 bis 90 Grad erhitzt. Dieses Verfahren soll Mikroorganismen abtöten. Jedoch werden nicht nur die bösen Mikroorganismen abgetötet, sondern auch die Guten.[60] Jede Milch, egal ob Bio-, Frische-, oder H-Milch muss dank EU-Zwang pasteurisiert werden.[61,62]
Dadurch wird aus einem wertvollen Lebensmittel, das voller Leben und Enzyme ist, eine tote Suppe.[63]
Allein durch die Pasteurisierung werden 325 gute Enzyme vernichtet.[64] Doch sie ist zwecklos, da Kolibakterien, Typhusbakterien und Tuberkulosebakterien überleben.[65]
Wissenschaftler haben herausgefunden, dass selbst ein Kalb innerhalb eines Jahres sterben würde, ernähre man es nur von behandelter Milch.[66,67]

Pasteurisierte Milch ein Zahnkiller

Das Gebiss von Ratten ähnelt dem des Menschen, deshalb haben Wissenschaftler einen Versuch gestartet, um die Anfälligkeit der Zähne im Zusammenhang unserer Ernährung zu sehen. Die Ratten werden in drei Gruppen eingeteilt.
Die erste Gruppe bekam nur Nagerfutter, diese Ratten bekamen im Laufe ihres Lebens nur 1 Loch.
Die zweite Gruppe bekam eine zuckerarme Ernährung, diese Tiere bekamen in ihrem Leben 5,5 Löcher.
Die Ratten der dritten Gruppe bekam pasteurisierte Kuhmilch, diese bekamen sagenhafte 9,5 Löcher innerhalb ihres Lebens.[68]

Homogenisierung

Bei H-Milch und auch schon bei der „frischen“ Milch wird diese oft homogenisiert. Bei der Homogenisierung wird die Milch unter hohem Druck auf eine Metallplatte geschleudert. Dabei werden die Milchfetttröpfchen in kleinste Partikel geteilt. Dieses soll verhindern, dass sich an der Milchoberfläche Milchfetttröpfchen sammeln oder Butter entsteht. Also die Milch soll weniger verklumpen und länger flüssiger bleiben.[69]

Doch diese kleinen Teilchen des Milchfettes sind nun so klein, dass diese die Darmwand problemlos zur Blutbahn durchqueren können.[70] Nun nehmen die kleinen Fettpartikel auch das Enzym Xanthinoxydase mit in die Blutbahn. Das Enzym Xanthinoxydase ist in der Lage die Arterien zu verkalken und hohen Blutdruck zu erzeugen.
Bei unbehandelter Milch würde das Enzym nicht durch die Darmwände in die Blutbahn gelangen.[71]
Schon in den Achtziger Jahren erkannte eine Gruppe von amerikanischen Ärzten die Gefahren von homogenisierter Milch und verlangten deshalb einen Warnhinweis auf den Verpackungen von homogenisierter Milch einzuführen, der inhaltlich dem auf Zigarettenpackungen ähneln sollte.[72] Auch heute noch gibt es Ärzte die homogenisierte Milch als Gefahr erkennen, so zwei Ärzte aus Connecticut, Dr. K. A. Oster und Dr. D. Ross, die erklärten das Trinken homogenisierter Milch gefährlicher sei als Zigaretten zu rauchen. [73]

Heutige Milch jodverseucht

Da die Kühe pro Tag zwei mal gemolken werden, sind die Euter der Kühe meist entzündet. Um das Bakterienwachstum einzudämmen und die Melkmaschinen sauber zu halten, werden diese regelmäßig mit anorganischem Jod desinfiziert. Dieses Jod gelangt in die Milch und wird auch nicht mehr herausgefiltert.[74,75] Wie jodverseucht unsere heutige Milch ist, zeigt ein Vergleich zum Jahr 1988.
Früher war in der Kuhmilch ein Jodgehalt von 11 µg pro 100 g. Heute haben wir einen Jodgehalt in der Milch von 55 µg pro 100 g. (verstecktes Jod - Seite 66) Das ist eine Mehrbelastung bzw. Steigerung um 500 %![76]

Und viele andere Gifte

Unsere heutige Milch, falls man diese so bezeichnen darf, enthält dabei noch jede Menge Antibiotikarückstände, Pestizide und Rückstände von genmanipuliertes Futtermittel, um nur einige zu nennen. Es sind alles Stoffe, die nicht raus gefiltert werden.[77,78]

Das Kalziumdogma über Milch

Genauso wie bei der Margarine fließt von Milchproduzenten auch viel Geld und Zeit in clevere PR-Strategien für Milch und Milchprodukte. Dabei sind im Laufe der Zeit auch viele unwahre Dogmen entstanden.
Ein Dogma ist, dass Milch ein wertvoller Kalziumlieferant sei.
Die Wahrheit sieht anders aus, denn 99% des Kalziums der Kuhmilch wird wenige Stunden nach der Aufnahme im Urin wieder ausgeschieden. Das kommt daher, dass das Kalzium der Milch in Kasein gebunden ist und vom Menschen so nicht aufgenommen werden kann. Wirkliche Kalziumspender sind zum Beispiel Steckrüben und Salate.[79,80]

Die wirklichen Eigenschaften von Milch

Milch hat zum Beispiel viel gehärtete Fettsäuren, die unsere Gehirnmembranen verhärten. Dieses kann wiederum zu Intelligenzverfall, Insulinresistenz, Herzkrankheiten und Demenz führen. Desweiteren enthält Milch noch Phosphat, welches Kalzium aus den Knochen löst. Milch übersäuert unseren Körper, dieser nimmt dann das Kalzium unserer Knochen und Zähne, um den Säuregehalt zu neutralisieren. Es folgt eine Demineralisierung der Knochen und Zahnprobleme sind langfristig bei hohem Milchkonsum vorprogrammiert.[81,82]

Milch vermeiden?

Am sinnvollsten wäre es natürlich, man würde total auf behandelte Milch verzichten, doch dieses ist in unserer heutigen Gesellschaft nur schwer vorstellbar.
Es ist vielleicht auch gar nicht nötig, dass wir komplett auf Milch verzichten. Wir sollten uns aber den Umgang mit Milch bewusst machen.
Bewusst werden, wo wir überall Milch verwenden, dass können Müslis, Saucen, Puddings, Kaffee, etc. sein.
Es gibt auch gute Saucen ohne Milch, genauso kann ein Müsli mit Saft oder anderen Flüssigkeiten zubereitet werden.

Probiotische Kulturen

Jeder hat doch sicher schon einmal davon gehört und meistens auch mit gutem Gewissen, „etwas Gutes für sich zu tun" gekauft und getrunken.
Die Rede ist von probiotischen Joghurts und Drinks.
Ein probiotisches Produkt soll unsere Darmflora anregen und unterstützen. Das hört sich nur im ersten Moment so gut an.

Ein Thema – Zwei Meinungen

Die Einen, dass sind verschiedene Ärzte und Professoren behaupten, die probiotischen Bakterien kämen niemals im Darm an, da sie erst die Magen- und Gallensäure überwinden müssten. Wenn sie es doch täten, so fehle ihnen der Nährboden, sich dort anzusiedeln.[83,84] Die Anderen, dass sind die Hersteller, behaupten natürlich es würde funktionieren.

Lieber nicht

Nun nehmen wir einmal an, die probiotischen Bakterien würden wirklich bis in den Darm vordringen. Unser Darm wird von mehr als 5000 verschiedenen Bakterien bevölkert.[85] Durch die regelmäßige Einnahme von probiotischen Monokulturen werden nun die eigenen Darmbakterien verdrängt.
Solange wir nun das probiotische Produkt zu uns nehmen, mögen wir uns nach einer Zeit vielleicht gestärkt oder besser fühlen.[86] Wird das probiotische Produkt abgesetzt, dauert es eine ganze Weile bis sich neue eigene Bakterien wieder ansiedeln, weil der Körper „denkt", er bekäme diese von Außen zugeführt.
Es wird also versucht eine Abhängigkeit zu erzeugen, daher sollten diese Produkte mit probiotischen Kulturen gar nicht erst zu sich genommen werden.

Sollte nun die erste Gruppe recht haben, dass die probiotischen Bakterien gar nicht erst in den Darm ankommen, dann kann man auch getrost auf den recht teuren probiotischen Joghurt / Drink verzichten.

Fazit: Egal welche Gruppe Recht hat, entweder sind diese Produkte wirkungslos oder gefährlich. (Und teuer sowieso!)

Radioaktiv bestrahltes Obst, Gemüse und Gewürze

Bis zum Jahr 1999 war die Bestrahlung von Lebensmitteln in Deutschland verboten.
Am 20. September 2000 sind zwei EU-Richtlinien (Rahmenrichtlinie 1999/2/EG Durchführungsrichtlinie 1999/3/EG) in Kraft getreten, die europaweit die Bestrahlung von Lebensmitteln regeln. Somit dürfen fortan bestrahlte Lebensmittel in Deutschland verkauft werden. [87]

Wozu werden Lebensmittel bestrahlt ? [88]

Eine radioaktive Bestrahlung kann:

- ✗ das Reifen von Südfrüchten oder Erdbeeren verzögern.
- ✗ bei Cognac, die Alterung künstlich beschleunigen.
- ✗ bei Kartoffeln oder Zwiebeln das Auskeimen verhindern.
- ✗ bei Champignons die Hutöffnung verzögern.
- ✗ bei Wein z.B. die Saftausbeute aus den Trauben erhöhen.
- ✗ Keime in Lebensmitteln abtöten.

Wie man hier schon sehen kann, dienen die Vorteile fast nur der Industrie, so dass uns zum Beispiel alte Erdbeeren als Frische verkauft werden können. So kann bei Erdbeeren oder Champignons das wahre Alter nicht mehr erkannt werden und uns wird „Frische" vorgetäuscht.
Aber die Möglichkeiten der Bestrahlung gehen noch weiter, so sind verschiedene Fälle bekannt, wo diese Technologie missbraucht wurde. Dazu müssen wir uns nur die Länder anschauen, in denen die Bestrahlung schon länger erlaubt ist.

Ein Beispiel stammt aus Dänemark, wo 1987 ein Fischhändler seine mikrobiell verseuchten Muscheln und Garnelen zur Bestrahlung in die Niederlande exportierte, um sie anschließend wieder zurück in Dänemark auf den heimischen Märkten als frische Ware zu verkaufen. [89]

Womit werden die Lebensmittel bestrahlt?

Zur Bestrahlung kommt Röntgen- und Gammastrahlung zum Einsatz, die aus radioaktive Isotope, wie zum Beispiel Kobalt-60 oder Cäsium-137 erzeugt wird.[90]

Gesundheitliche Gefahr?

Durch die Bestrahlung von Lebensmitteln erhalten wir zwar kein radioaktiv verstrahltes Obst und Gemüse, aber die Gefahr von bestrahlten Lebensmitteln ruht woanders.
Die Gefahr liegt in der chemischen Veränderung des bestrahlten Lebensmittels.

Durch die Bestrahlung dringt Strahlungsenergie in das Lebensmittel ein und regt die Ionisierung von Molekülen an.
Die Strahlung verändert die Erbsubstanz des Lebensmittels und führt diesen Zell- und Gewebeschädigungen zu.
Das Schlimme ist, dass diese Effekte erwünscht erzielt werden. So wird durch das Zerstören der Zellwände z.B. die Saftausbeute erhöht. Jedoch können nicht einzelne Stellen des Lebensmittels gezielt bestrahlt werden! Die Strahlung trifft auf das ganze Lebensmittel, dadurch wird das Lebensmittel in unkontrollierbarer Weise angegriffen und es werden freie Radikale erzeugt.

Diese sehr reaktionsfreudigen, freien Radikale führen zu zahlreichen unerwünschten Veränderungen. So können diese zum Beispiel schädliche Verbindungen eingehen und es entstehen Radiotoxine.[91,92]

Das Institut für Genetik der Universität Bonn hat schon im Jahre 1968 eine Studie über Röntgenstrahlung und deren Auswirkung untersucht.
Es wurde die Hälfte des Wurzelsystems der Pflanze Vicia faba (Ackerbohne) mit Röntgenstrahlung bestrahlt, die andere Hälfte wurde abgeschirmt.
So stellte man nach der Bestrahlung am bestrahlten Wurzelsystems folgendes fest:
„[...] die Reduzierung des Wurzelwachstums und Störungen in der Atmungstätigkeit. Aus diesen Befunden kann auf eine indirekte Strahlenwirkung geschlossen werden. Sie besteht darin, dass von Seiten der bestrahlten Wurzeln offensichtlich toxische Stoffwechselprodukte, Radiotoxine, in die unbestrahlten Wurzeln gelangen und dort zu den genannten Schädigungen führen. Als deren Ursache werden Strukturveränderungen des Cytoplasmas angenommen. „.[93]

Daraus wird erkenntlich, dass selbst wenn unser Obst nur punktuell, also gezielt bestrahlt werden würde, sich die giftigen Stoffe im gesamten Lebensmittel aus-

breiten.
Aber solche Studien sind schnell vergessen, wenn die chemische Strukturveränderung des Lebensmittels für die Industrie Vorteile bringt.
Dadurch das unser z.B. Obst jetzt bestrahlt ist und die freien Radikale sich neue Verbindungen suchen, gehen viele Vitamine und Nährstoffe aus dem Lebensmittel verloren. Der Vitamingehalt von diesem „Frisch“- Obst liegt dann auf dem Niveau des Dosenobstes.[94]

Ein weiterer Effekt, der bei der Bestrahlung von wasserreichem Gemüse auftritt, ist die Entstehung von Wasserstoffperoxid, einem in Deutschland nicht zugelassenen Konservierungsmittel für Lebensmittel.
Aber macht ja nichts, wenn dafür die Gurke nach vier Monaten immer noch erntefrisch aussieht. Oder? [95]

Empfehlung

Durch das Inkrafttreten des Codex Alimentarius wurde die Lebensmittelbestrahlung als vorbehaltlose Behandlungsmethode für Lebensmittel anerkannt und somit zu einem neuen Standard definiert.[96] Nach dem Abkommen der Welthandelsorganisation (WTO) darf kein Mitgliedsland der WTO den Import bestrahlter Lebensmittel ablehnen.[97]
Durch dieses gesetzliche Machwerk ist der Markt also „offen“ für bestrahlte Lebensmittel. Da bestrahlte Lebensmittel kennzeichnungspflichtgig sind, müssen diese mit „Gewürze mit ionisierenden Strahlen behandelt“ oder „bestrahlt“ gekennzeichnet sein.
Das internationale Radura – Symbol ist in der EU keine Pflicht.
Diese Sätze sind meist ganz hinten und ganz klein auf der Verpackung in der Zutatenliste zu finden.

Besonders sollten wir hier in Deutschland auf alle Gewürze und Tees nach einen der beiden Kennzeichnungen achten. Hier haben wir noch die Wahl auf das selbe Gewürz eines anderen Herstellers auszuweichen, der seine Lebensmittel nicht bestrahlt, dasselbe gilt auch für Obst.
Neben dem Obst, Gemüse und Gewürzen verstecken sich diese kleine Hinweise auch in Tiefkühlpizzen und asiatischen Suppen.

Salz

Krieg um das weiße Gold

Salz! Auch bekannt als weißes Gold. Damals wurden Kriege um das weiße Gold geführt, doch das was unser heutiges Salz treffender Bezeichnen würde, wäre „weißes Gift“ und für unser Salz würde keiner mehr einen Finger krumm machen.

Salz ist kein „Natriumchlorid“ wie uns unsere heutige Wissenschaft glauben machen möchte. Natriumchlorid ist nur ein Element von 92 Elementen aus dem Periodensystem, nicht da zugezählt werden die Edelgase, die im natürlichem Kristallsalz nachweislich vorkommen.[98]

Wie aus dem weißen Gold ein weißes Gift wurde

Durch die Tatsache das Natriumchlorid kein Salz, sondern nur ein Element des natürlichen Salzes ist, fehlen unserem Körper dadurch viele andere wertvolle Mineralstoffe, die wir sonst täglich aufnehmen würden.

Unser heutiges „Salz“ wird mit fraglichen Zusätzen, wie Fluorid und Jod, verunreinigt. Dass diese künstlichen Zusätze nicht unbedingt gesundheitsfördernd sind, wird auf Seite 14 und 20 erläutert.

Aber neben diesen schon fraglichen Zusätzen ist in unserem heutigen Salz etwas enthalten, was es früher nicht gab. Es sind die sogenannten Rieselhilfen.[99]

Die natürliche Rieselhilfe

Vielleicht erinnert ihr euch noch an Oma oder Mutters Zeit, wo im Salzstreuer immer ein paar Reiskörner mit drin waren. Diese Reiskörner hatten die Aufgabe die Feuchtigkeit zu binden und ein Verklumpen des Salzes zu verhindern. Warum werden beim heutigen Salz keine Reiskörner mehr benötigt und warum verklumpt das Salz nicht, wenn die Salzverpackung lange offen steht?

Die Antwort heißt Kaliumhexacyanoferrat (E 536), Natriumhexacyanoferrat (E 535) oder Aluminiumhydroxid. Diese Stoffe werden dem heutigen Salz meist zugesetzt um ein Verklumpen zu verhindern.[100]

Stoffe gesundheitlich nicht ungefährlich

Diese Stoffe sind gesundheitlich bedenklich, so haben sich die Stoffe E 535 und E 536 im Tierversuch als nierenschädigend herausgestellt.[101] Auch Aluminiumhydroxid hat normalerweise in unserem Körper nicht viel zu suchen. Man bedenke, dass sich Schwermetalle im Körper über Jahrzehnte langsam ansammeln.[102,103]

Die beste Alternative ist die Natürlichste

Eine gute Alternative zu unseren heutigen Salzen sind Natursteinsalze. Am besten ist ein unbehandeltes Salz, dass abgebaut und direkt abgefüllt wird.

Zu nennen ist zum Beispiel das Himalaya Kristallsalz von Heuschrecke. Aber auch jedes andere naturbelassene Salz kommt in Frage. Der relativ „hohe“ Preis von 3,50 – 5,00 Euro für ca. 500 Gramm sollte die eigene Gesundheit wert sein. So ein Säckchen Salz hält dann meist auch ein halbes Jahr oder länger, bis es aufgebraucht ist.

Um dem Verklumpen im Salzstreuer vorzubeugen, geben Sie einfach ein paar Reiskörner mit in den Salzstreuer.

Vanillin

In vielen unser heutigen Lebensmittel wird Vanille verwendet. Sie verfeinert unsere Nahrungsmittel und bietet einen Genuss. Doch leider reicht die jährliche Produktion von Vanille nicht aus um den riesigen Bedarf zu decken. Das macht Vanille zu dem zweit teuersten Gewürz der Welt.[104]

Vanillin ist keine Vanille und wird künstlich hergestellt!

Um diesen riesigen Bedarf gerecht zu werden, gibt es das kostengünstige Vanillin. Es wird synthetisch und biotechnisch hergestellt und übersteigt die Produktion von echten Vanille um das 300 fache! Das synthetisch hergestellte Vanillin hat mit der echten Vanille, der Bourbon-Vanille, nichts gemeinsam. In echter Vanille sind neben dem Vanillearoma auch noch 25% Zucker, 15% Fett, 15 - 30% Cellulose und 6% Mineralstoffe enthalten. Erst diese Kombination rundet das Aroma der echten Vanille ab. All diese Inhaltsstoffe sind in Vanillin nicht enthalten.[105]

Vanillin wirkt kanzerogen

Doch das synthetisch hergestellte Vanillin schmeckt nicht nur annähernd so gut wie echte Vanille, sondern es wirkt auch kanzerogen! So wird künstlich hergestelltes Vanillin laut Beratergremiums für umweltrelevante Altstoffe (BUA) der Gesellschaft Deutscher Chemiker mit der höchsten Gefährdungsstufe +3 eingestuft. Vanillin gilt somit als krebserzeugend, mutagen, DNS-Schäden verursachend und Chromosomen verändernd.[106,107] Weitere Auswirkungen sind Nervosität und ein Abnehmen der Konzentrationsfähigkeit.

Weniger ist mehr

Unser Körper ist in der Lage diese Gifte in bestimmten Mengen abzubauen. Doch finden wir heutzutage in fast jeder Süßigkeit künstlich hergestelltes Vanillin. Beim Kauf von Lebensmitteln sollte darauf geachtet werden, dass sich kein Vanillin in der Zutatenliste befindet. Gegen eine gewisse Dosis Vanillin ist nichts einzuwenden, doch sollte es vermieden werden, wo es auf jeden Fall vermeidbar ist. So sollte zum Beispiel beim Backen auf Bourbonvanillezucker und nicht auf Vanillinzucker zurückgegriffen werden. Bei Süßigkeiten sollten wir generell auf mehr Qualität und weniger Quantität achten.

Haushalt

„Tatsachen hören nicht auf zu bestehen, nur weil sie ignoriert werden."

Aldous Huxley

Im Laufe der Zeit wurden viele Erfindungen gemacht, die unser Leben verbessern und angenehmer machen.
Doch nicht jede Erfindung ist auch ein Fortschritt.

Energiesparlampen

Dank des Glühbirnenverbotes der EU werden wir in wenigen Jahren nur noch eine beschränkte Auswahl an Leuchtmitteln zur Verfügung haben. Als Begründung muss die Klimaerwärmung herhalten und wie umweltschonend die Energiesparlampe im Gegensatz zur Glühbirne denn sei. Es werden dabei bewusst ein paar Fakten von den Massenmedien „vergessen" zu erwähnen.

Die Lüge der Umweltfreundlichkeit

Im Vergleich zu einer Glühbirne ist eine Energiesparlampe sehr viel komplexer aufgebaut. Dadurch werden schon bei der Herstellung eine Unmenge mehr an Ressourcen benötigt. Diese zusätzlich benötigen Rohstoffe müssen, dann auch zur Fabrik gebracht werden, was wiederum Treibstoff benötigt.
Ist die Energiesparlampe irgendwann am Ende ihres Lebens angekommen, so darf diese nicht in den Hausmüll entsorgt werden, da sie hochgiftiges Quecksilber enthält. Sie muss auf den Sondermüll. Auch der Transport auf die Sondermüllaufbereitungsstätte kostet wiederum Treibstoff. An der Aufbereitungsstätte angekommen, benötigt die eigentliche Aufbereitung und fachgerechte Entsorgung weitere Energie.[108,109]
Neben diesen ganzen Faktoren, die sich sicher noch weiter ausweiten lassen würden, kommt hinzu, dass die angegebene Lebensdauer der Energiesparlampe nur in den seltensten Fällen erreicht wird. Mit jedem An- und Ausschalten der Energiesparlampe verkürzt sich ihre Lebensdauer.[110] Desweiteren wird ganz bewusst nicht erwähnt, dass eine Energiesparlampe einen relativ hohen Einschaltstrom benötigt.
Das heißt, dass die Energiesparlampe erst nach einigen Minuten Betrieb ihre volle Leistung bei minimalem Stromverbrauch erreicht hat.[111] Soviel zum Mythos, dass die Energiesparlampe das CO2 neutrale und vorteilhafte Wundermittel sei, dass all unsere Energieprobleme lösen soll.

Die Gefahr durch das künstliche Licht

Sieht die Bilanz der Energiesparlampe jetzt schon bescheidener aus, so kommt noch hinzu, dass das Lichtspektrum der Energiesparlampe sehr stark vom natürlichen Sonnenlicht abweicht.[112]
Die Glühbirne dagegen hat ein sehr natürliches Lichtspektrum, dass der Sonne

recht ähnlich ist. Bei der Energiesparlampe hingegen überwiegt der Blauanteil.[113] Dieser Anteil ist nicht natürlich und bringt weitere Probleme mit sich.
So steht das bläuliche Licht der Energiesparlampe seit Jahren im Verdacht, die Netzhaut des Auges nachhaltig zu schädigen. Bei Tierversuchen an Ratten hat sich unter dem Einfluss von Fluoreszenzlicht (wie es Energiesparlampen aussenden) bereits nach vier Tagen eine Schädigung der Netzhaut gezeigt. Nach 30 Tagen kam es zu einer kompletten Degeneration der Sehzellschicht.[114]

Prof. Dr. Richard Funk, Leiter des Instituts für Anatomie der TU Dresden, bezeichnete den Blaulicht-Anteil auf einem Kongress in London gar als „Blaulicht-Gefahr“. [115]
Weiterhin können toxische Wirkungen von künstlichem Licht im Zusammenhang mit dem Hormonsystem beobachtet werden. Licht beeinflusst über eine Nervenverbindung zwischen Netzhaut und Hypothalamus die Hormon-Aktivität sowohl der Zirbeldrüse als auch der Hypophyse. Beide Hormondrüsen wirken auf verschiedenste Körperfunktionen, wie zum Beispiel den Schlaf-Wach-Rhythmus. [116]

Und das waren jetzt nur die Schädigungen und Beeinflussungen, die durch das Licht der Energiesparlampe ausgehen. Neben dem krankmachenden und unnatürlichem Licht, welches die Energiesparlampe aussendet, produziert diese auch noch Elektrosmog.

Die Gefahr durch die Strahlung

In Energiesparlampen sind Vorschaltgeräte installiert, die aus den 50 Hz Wechselspannung 20 - 60 Kilohertz erzeugen. Das sind 60.000 Hertz, also 60.000 Schwingungen pro Sekunde. Diese Frequenzumwandlung auf 60.000 Hz erzeugt harte und steilflankige Frequenzen mit vielen Oberwellen. Also einen richtigen Frequenzsalat und Langzeitstudien, wie unser Körper darauf reagiert, gibt es nicht.[117]
Bei Tests des „*Konsumenten*“ von Energiesparlampen überschritten diese im Abstand von 0,3 Metern gemessen am TCO-Richtwert von 10 Volt pro Meter um das 2,5 bis 6,5-fache. Erst ab 1,5 Metern Abstand lagen alle Lampen unter diesem Wert. [118] Selbst der Umweltverband BUND in Berlin meldet:"*Die Lampen geben Elektrosmog ab, auf den empfindliche Menschen mit Kopfschmerzen, Seh- oder Schlafstörungen reagieren können. Daher eigenen sich diese Lampen nicht für den Einsatz in kör-*

pernäheren Bereichen wie zum Beispiel als Schreibtisch oder Nachtisch-Lampe."[119] Beschwerden, die durch das hoch-frequentierte Licht ausgelöst werden, sind z.B. Kopfdruck, Schwindel, Unwohlsein, Schwäche, Übelkeit, Zittern, Nervosität, Angst, Kältegefühl und neurologische Störungen. [120]

Mit anderen Worten: Was ist eine Energiesparlampe?

Ein künstliches, unnatürliches blaues Licht, dass wach hält, unser Essen künstlich aussehen lässt, eine umweltbelastende Herstellung erfordert, welche Quecksilber enthält und deswegen über den Sondermüll entsorgt werden muss. Total überteuert ist, die nachweislich viel schneller kaputt gehen als vom Hersteller versprochen, mit der Zeit Leuchtkraft einbüßen. Das Sahnehäubchen ist, dass sie jede Menge Elektrosmog produzieren und keiner die Langzeitfolgen der Strahlung auf den Menschen kennt.

Wahre Innovation braucht keine Verbote

Vor 300.000 Jahren erzeugten unsere Vorfahren Licht und Wärme durch Lagerfeuer. Dann entwickelten die Menschen tragbare Gefäße für ihre Festbrennstoffe und verbesserten diese über tausende von Jahren. 1783 wurde nach einem Verfahren von Mickelaers aus Steinkohle das „Leuchtgas" für die Gaslaternen gewonnen. Öllampen, Fackeln und Kerzen wurden bis ins 19. Jahrhundert verwendet. All diese Lichtquellen verbrannten Öl oder Gas. 1879 beginnt das Zeitalter der elektrischen Beleuchtung. In diesem Jahr erfand Thomas Alvar Edison die Glühlampe.
Die Geschichte zeigt, sobald eine wirklich technische Innovation dem Markt zur Verfügung steht, wird diese auch benutzt und verdrängt somit automatisch die Alte. Und das ganz ohne irgendwelche Verbote! Oder wer benutzt heutzutage noch eine Öllampe oder Fackel als Hauptbeleuchtung?[121]

Empfehlung

Energiesparlampen vermeiden wo immer es geht und wenn diese unbedingt eingesetzt werden müssen, auf keinen Fall in Körpernähe. Höchstens als Deckenbeleuchtung, wenn zur aufrecht stehenden Person ein Abstand von 1 – 1,5 Meter eingehalten werden kann. Aber am besten ist es, diese gar nicht im Hause zu haben und stattdessen auf LED und Halogenglühlampen auszuweichen.

Laserdrucker

Nicht nur in Büros, auch in vielen privaten Haushalten sind bereits Laserdrucker vor Ort. Auf Dauer gesehen sind Laserdrucker von den Druckkosten günstiger als Tintenstrahldrucker. Auch die Druckgeschwindigkeit überwiegt. Doch von ihnen geht dieselbe Emissionsgefahr aus, wie von alten rußausstoßenden Autos auf der Straße. Dieses Problem versuchen wir durch Umweltzonen einzudämmen, aber wie begrenzen wir die Gefahr in unseren Wohnungen und Büros bzw. wieso setzen wir uns ihr überhaupt aus? Dabei gehen drei Hauptgefahren durch Laserdrucker aus. Sie produzieren Tonerstaub, Ozon und Feinstaub.

Laserdrucker produzieren gen-toxischen Feinstaub

Viele haben vielleicht schon einmal gehört, dass Laserdrucker Feinstaub produzieren, doch wenige sind sich über die tatsächlichen Gefahren bewusst. So fand die Stiftung nano-Control erst kürzlich heraus, dass die Emissionen eines Laserdruckers schon nach einer kurzen Druckdauer gen-toxisch wirken. Gen-toxisch bedeutet, dass die Emissionen die Erbanlagen des Menschen verändern und dadurch Krebs auslösen können.[122] Bei den Emissionen, die vom Laserdrucker produziert werden, handelt es sich nicht um Staub, sondern um Feinstaub. Die Staubpartikel sind so fein, dass sie in die Lungenbläschen eindringen und sich dort festsetzen.[123] Das Wilhelm-Klauditz-Institut (WKI) in Braunschweig fand in einer Untersuchung heraus, dass es sich bei dem ausgestoßenem Feinstaub um Nanopartikel, die aus organisch-chemischen Substanzen bestehen, handelt.[124]

Der Feinstaub sammelt sich in der Lunge

Die Ergebnisse von Untersuchungen durch nano-Control zeigen einen Fall, wo ein Servicetechniker an Lungenkrebs gestorben ist. In seiner Lunge wurden Tonerpartikel gefunden. Ob der Servicetechniker nur durch die Tonerpartikel an Lungenkrebs erkrankt ist, dazu reichen laut nano-Control die Ergebnisse nicht aus. Jedoch zeigt uns auch dieser Fall, dass sich die Partikel in der Lunge einlagern. [125]

Auch die Bundesanstalt für Arbeitsschutz und Arbeitsmedizin rät für den Fall, dass viel gedruckt wird, den Laserdrucker abseits vom Arbeitsplatz in gut belüfteten Räumen aufzustellen.[126]

Krank durch Laserdrucker

Die Queensland University of Technology fand in einer Studie im Jahr 2007 heraus, dass Laserdrucker viele verschiedene Krankheiten auslösen können. Dabei wurden die Emissionen von 62 Laserdruckern und Kopierer untersucht. Es wurde der Vergleich gezogen, dass der schlechteste Wert der gemessen wurde, die gleichen Emissionen verursacht, wie eine gerauchte Zigarette.[127]

Bedenkliche Definitionen

Auch fand die Queensland University of Technology heraus, dass die gleichen Geräte unter unterschiedlichen Bedingungen unterschiedlich viele Emissionen produzieren. So produzierte ein Gerät einmal einen sehr geringen Wert an Emissionen und bei einem nächsten Test wurden sehr hohe Werte gemessen. Hierzu äußerte sich ein Sprecher von HP folgendermaßen:"*HP hat festgestellt, dass viele Variablen die Höhe der Emissionen eines Drucksystems beeinflussen. So führen beispielsweise verschiedene Faktoren wie das Alter der Drucker und Toner, Drucktechnologien, Materialien der Bauteile sowie die Druckernutzung während der Untersuchungen zu sehr unterschiedlichen Ergebnissen.*" [128]

Dieses Ergebnis der Queensland University of Technology und das Statement von HP sollten uns zu denken geben. Wenn Studien rausgekramt werden, an denen gezeigt werden soll, wie wenig Emissionen die Drucker produzieren, so sollten wir uns immer an die Ergebnisse und das Statement von HP besinnen. Diese Ergebnisse sagen eindeutig, dass sich die Emissionen, die ein Laserdrucker produziert nicht bestimmen lassen! In einen Moment kann der Drucker sehr wenig Emissionen produzieren, im nächsten Moment kann aber genau das Gegenteil der Fall sein.

Laserdrucker vermeiden

Wir können am Arbeitsplatz meist wenig verändern, wenn der Laserdrucker direkt neben einem steht. Sind wir selbst „Herr oder Frau“ über unser Büro können wir den Laserdrucker an einem Platz am Fenster oder noch besser in einen anderen Raum verbannen. Zuhause können wir Tintenstrahldrucker verwenden. Ein Grund für einen Laserdrucker im privaten Haushalt sind meistens die niedrigen Druckkosten. Bei den Tintenstrahldruckern hebt sich die Firma Brother hervor. Die Firma Brother produziert zum Teil Drucker, welche ohne Chip in den Druckerpatronen auskommen. Es wird nicht mehr vorgegeben wann die Patronen aufgefüllt werden müssen. Es bedeutet, dass die Bevormundung wegfällt. Hier kann mit preiswerten Originalpatronen gearbeitet werden. Der Chip, den die anderen Hersteller in ihre Patronen einarbeiten, kostet Geld und Ressourcen, die bezahlt werden müssen. Doch wir wollen die Tinte kaufen, keinen Hightech Chip, der uns bevormundet. Weiter sind die ungechippten Originalpatronen problemlos durch Ersatzpatronen einer NoName Herstellerfirma zu beziehen oder selbst aufzufüllen. Das alles macht den Tintenstrahldrucker zu einer nicht mehr allzu teuren Angelegenheit.

Mikrowelle

In immer mehr Lebensbereichen hat die Mikrowelle bereits Einzug gehalten. Bei einem Single Haushalt ist es die mangelnde Lust am Kochen und bei der Arbeit die fehlende Zeit. Hier wird schnell ein Fertiggericht in die Mikrowelle geschoben und schon reicht die kleine Pause für ein warmes Essen aus.
Die Gefahr, die von einer Mikrowelle und der von einer Mikrowelle erhitzen Nahrung ausgeht, ist weniger bekannt oder wird von den Medien heruntergespielt.
Eine Mikrowelle erzeugt durch die Mikrowellenstrahlung ein Wechselfeld, wodurch die Wassermoleküle bis zu fünf Milliarden Mal pro Sekunde in Schwingung versetzt werden. Diese Schwingung verursacht durch die Reibung der Wassermoleküle Hitze.[129] Im Prinzip eigentlich nichts schlechtes, aber die Gefahren fangen relativ harmlos an.

Mikrowellen zerstören die Zellwände

Durch die elektrischen Schwingungen der Mikrowelle werden die Zellmembranen (Zellwände) der Nahrung beschädigt oder ganz zerstört, was diese wiederum anfälliger für Bakterien und Schimmelpilze macht. Dieses fand Dr. Hans-Ulrich Hertel in seinen Studien heraus.[130,131]

Gefahr durch Salmonellen

Durch die unterschiedliche Dichte der Nahrung entstehen während des Erhitzens kalte und warme Punkte. Diese werden auch als „Cold Spots“ und „Hot Spots“ bezeichnet. Durch diese ungleichmäßige Hitzeverteilung kann an einem Cold Spot nicht genügend Hitze entstehen um Bakterien und Pilze abzutöten. Die Gefahr einer Lebensmittelvergiftung durch zum Beispiel Salmonellen steigt an.[132]

Mikrowelle zerstört Proteine, Fettsäuren, Enzyme und Vitamine

Eine Lebensmittelvergiftung ist schon nichts schönes, doch zählt sie noch als relativ geringe Gefahr, die durch die Mikrowelle ausgeht.
Durch die Erhitzung der Nahrung in der Mikrowelle wird die molekulare Struktur der Lebensmittel verändert. So werden Proteine, Fettsäuren, Enzyme und Vitamine verändert und dadurch in ihrer ursprünglichen Form zerstört.[133]

Mikrowellennahrung begünstigt Krebserkrankungen

Eine Studie von Gerichtsmedizinern aus den USA erkannte bereits 1970 die Gefahren von Mikrowellenstrahlung. Sie kamen zu dem Ergebnis, dass Mikrowellennahrung eine karzinogene Wirkung hat.[134]
Der Schweizer Professor Bernard Blanc kam in seinen Untersuchungen zum Ergebnis, dass Mikrowellennahrung das Blutbild verändert, was pathologische Prozesse auslöst an deren Ende mit hoher Wahrscheinlichkeit Krebserkrankungen stehen werden.[135]
Auch der Schweizer Ernährungswissenschaftler Dr. Hans-Ulrich Hertel kam am Ende seiner Studien im Jahr 1989 zum Ergebnis, dass durch Mikrowellen eine Krebsgefahr ausgeht und die Nahrung durch die Mikrowelle verändert wird.
In seiner Studie hatten die Teilnehmer, die sich überwiegend von Mikrowellennahrung ernährten schlechtere Hämoglobin- und Cholesterinwerte. Auch wurde nach dem Einnehmen von Mikrowellennahrung ein Rückgang von weißen Blutkörperchen festgestellt. Dieses sind alles krebsbegünstigende Faktoren.[136]

Eine amerikanische Studie kam zu folgenden Ergebnissen:[137]

- ✗ Bei der Erhitzung von Fleischgerichten durch die Mikrowelle wird d-nitrosodiethanolamin erzeugt. Es ist ein bekanntes Karzinogen.
- ✗ Die Nahrung wird in ihren Elementaren Nährstoffen soweit verändert, dass diese vom Körper nicht mehr aufgenommen werden kann.
- ✗ Durch die chemische Veränderung der Nahrung wurden Funktionsstörungen des Lymphsystems beobachtet.
- ✗ Mikrowellenbestrahlte Nahrung erzeugt karzinogene Eiweiß-Hydrolysat-Verbindungen von Milch und Getreide.

Zellen werden umprogrammiert

Desweiteren wird durch die Bestrahlung der Nahrungsmittel die Zelle soweit zerstört, dass sie in einen Notzustand umschaltet. Eine gesunde Zelle arbeitet aerob, also auf Sauerstoff gegründet. Die durch Mikrowellenstrahlung beschädigte Zelle schaltet nun auf anaerob um. Nun setzt die Zelle einen Gärprozess in Gang und produziert dadurch für den Körper ungesunde Stoffe.[138]

Zerstörung des Nährwertes

Dieses ist neben den vorangegangenen eines der wichtigsten Fakten. Die meisten Menschen denken, dass ihre Nahrung aus der Mikrowelle fast den selben Nährwert besitzt, als ob man diese konventionell mit dem Kochtopf erhitzt hätte. Dieses ist nicht der Fall. Ein Stück Pappe hat mehr Nährwert als die Mikrowellennahrung. Wie schon genannt zerstört die Mikrowelle sämtliche Proteine, Fettsäuren, Enzyme und Vitamine. Durch die entweder völlige Zerstörung oder teilweise Veränderung dieser Stoffe kann unser Körper diese nun nicht mehr aufnehmen und verwerten. Man spricht hier auch von einer Abnahme der Bioverfügbarkeit der Nahrung.[139] Es betrifft vor allem die Vitamine des B-Komplexes, der Vitamine C und E, der essentiellen Mineralien und fettähnlichen Substanzen. Dadurch das unser Magen gefüllt wird, denken wir, wir wären satt. Aber statt Nahrung aufgenommen zu haben, haben wir schlimmer noch, durch die Mikrowellenstrahlung veränderte Stoffe aufgenommen, die unseren Körper negativ beeinflussen.

Das Experiment[140]

Für alle Skeptiker, hier ein nachdenkliches Experiment zum selber durchführen. Kauft euch 2 Stauden Basilikum oder ein anderes Küchenkraut. Nehmt einen Liter Wasser und erhitzt diesen in der Mikrowelle. Jetzt lasst das Wasser abkühlen und füllt es in eine Gießkanne oder in ein anderes Gefäß. Als nächstes nehmt 1 Liter Wasser und erhitzt dieses konventionell im Wasserkocher und lasst es Abkühlen. Füllt das Wasser in ein weiteres Gefäß/Gießkanne. Nun gießt jeden Tag die eine Staude mit dem kalten Mikrowellenwasser und die andere mit dem kalten Wasserkocherwasser. Gießt jeden Tag die Pflanzen bis der eine Liter Wasser aufgebraucht ist. Das dürfte nach ca 7 – 12 Tagen der Fall sein. Beobachtet die Pflanzen und fragt euch wie das sein kann. Die Pflanze die mit Mikrowellenwasser gegossen wurde, wird deutlich früher schlapp machen als die Pflanze die mit konventionellen Wasser gegossen wurde.

Ein Biochemiker sagte einmal:

„Es gibt genau zwei gute Standorte für eine Mikrowelle: die Sondermülldeponie oder die Küche seines größten Feindes.“[141] In diesem Sinne ist es ratsam die Mikrowelle zu entsorgen. Neben dem Faktum, dass Fertiggerichte meist nicht gesund sind, kann man diese auch mit einem Wasserbad erhitzen. Ansonsten sind viele Aufläufe noch einmal mit dem Backofen auf eine gesunde Art und Weise zu erwärmen.

Plastikflasche

Immer mehr hat die Plastikflasche die gute, alte Glasflasche vom Markt verdrängt. Die Vorteile der Plastikflasche liegen dabei auf der Hand und sind für jedermann sofort zu erkennen. Plastikflaschen gehen nicht so schnell zu Bruch und sind leichter zu transportieren, was den Firmen wiederum Transportkosten spart. Auch in der Herstellung sind Plastikflasche wesentlich günstiger als Glasflaschen.

Doch grade weil die Vorteile der Plastikflasche so schnell zu erkennen sind, sollten wir ein besonderes Augenmerk auf die Nachteile dieser Flasche richten.
Plastikflaschen werden auch als PET-Flaschen bezeichnet.
PET bedeutet Polyethylen-therephthalat und wird aus Erdöl hergestellt.[182]

Plastikflaschen enthalten hormonähnliche Substanzen

So hat die Frankfurter Studie "Hormone in PET-Flascheninhalten" zum Beispiel herausgefunden, dass die Plastikflasche hormonähnliche Stoffe an den Inhalt übergibt. Diese hormonähnliche Stoffe sind in ihrer Funktion ähnlich wie die des weiblichen Östrogens. Die Stoffe stehen im Verdacht die Spermienqualität zu mindern, die Prostata zu vergrößern und das Brustwachstum zu beschleunigen. Sowie Diabetes Typ II und I werden durch diese hormonähnlichen Stoffe begünstigt.[183,184]

Plastikflaschen geben Antimon (Sb) ein toxisches Schwermetall ab

Antimon (Sb) wird bei der Herstellung von Plastikflaschen von den Herstellern als Katalysator verwendet.[185]
Prof. William Shotyk und seine Mitarbeiter am Institut für Umwelt-Geochemie der Universität Heidelberg bestimmten Antimon in Plastikflaschen für Wasser.
Getestet wurde als erstes der Antimonwert im Grundwasser. Das unberührte Grundwasser enthielt dabei nur einen Wert von 2 ng/L Sb. Das industriell in Flaschen abgefüllte Wasser überstieg diesen Wert um mehr als das Hundertfache. Als Kontrollschritt füllte man anschließend das saubere Grundwasser in die Plastikflaschen. Dort konnte schon nach kurzer Zeit festgestellt werden, dass der Antimon-wert auch um das Hundertfache anstieg. Bei einem nächsten Test wurden verschiedene deutsche Markenmineralwässer, die in Plastikflaschen und Glasflaschen erhältlich sind, untersucht. Bei den Tests der Mineralwässer wurden von

der selben Marke und vom selben Hersteller in Plastikflaschen ein dreißig mal höherer Antimonwert festgestellt, gegenüber demselben Mineralwasser aus der Glasflasche. Nach einer Lagerzeit von drei Monaten verdoppelte sich der Antimonwert bei der Plastikflasche.

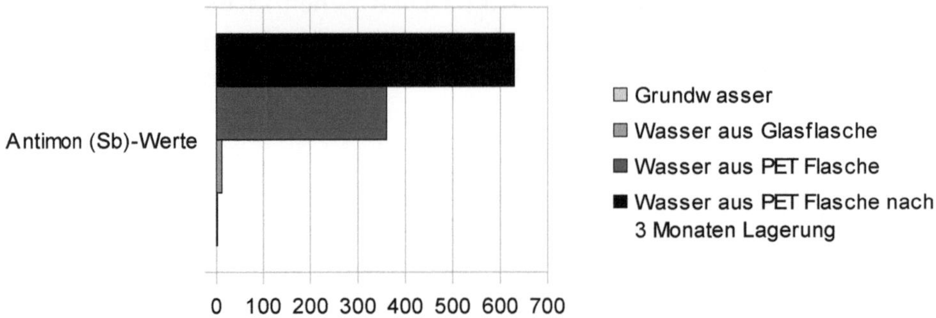

Wenn Antimon sich im Organismus ansammelt, kann dieses schwerwiegende Folgen haben. Wenn das toxische Schwermetall Antimon (Sb) ins Blut gelangt, wirkt es sehr giftig.
Desweiteren kann Antimon Krebs auslösen und die Fortpflanzung stören.[186,187]

Plastikflaschen sind Bakterienbrutstätten

Die strukturelle Oberfläche von Plastikflasche kann niemals so dicht sein, wie die von Glasflaschen. Mit der Zeit verflüchtigen sich die Weichmacher und es entstehen mikroskopisch kleine Risse im Material. Da Wasser nie ganz keimfrei ist, können sich nun diese Bakterien in den Rissen ansammeln und gemütlich vermehren.
Dieses ist auch der Grund, weshalb Mineralwasser aus Plastikflaschen nur eine Haltbarkeit von meist 9 Monate hat. Mit der Zeit werden die Risse immer größer, so dass die Kohlensäure aus der Plastikflasche durch die Risse entweichen kann.
Mineralwasser aus Glasflaschen ist dagegen bis zu zwei Jahren haltbar.
Ganz ungünstig ist es aus Plastikflaschen zu trinken. Tut man dieses, so gelangen die Bakterien aus dem Speichel mit in die Flasche. Dort setzen sie sich in den schon entstandenen Rissen fest und vermehren sich fleißig.
Darum entsteht bei Plastikflaschen aus denen man getrunken hat und länger als 1 Tag stehen lässt, schnell ein übler Geruch oder Nebengeschmack.

Auf keinen Fall sollten deshalb Plastikflaschen ausgespült und für andere Getränke wieder verwendet werden.[188]
Prof. F. Daschner vom Institut für Umweltmedizin und Krankenhaushygiene in Freiburg hat in 30% der getesteten Mineralwässer unter anderem Erreger von Hirnhaut-, Harnwegs- und Lungenentzündungen nachgewiesen. [189,190]

Wer selbst zu Hause einen kleinen Test machen möchte, benötigt eine Plastik- und eine Glasflasche. Spült die leeren Flaschen mit Leitungswasser aus und stellt sie leer ca. 3 Monate beiseite. Nach 3 Monaten werft ihr einen Blick auf die Flaschen. Die Plastikflasche wird mit hoher Wahrscheinlichkeit grünlich schimmern, wenn man sie gegen das Licht hält. Sie sehen einen Bakterienrasen.

Plastikflaschen geben den krebserregenden Stoff Acetaldehyd ab

Acetaldehyd entsteht bei der Herstellung der Plastikflasche und kann sich in jedem Verhältnis mit Wasser bzw. mit dem Inhalt der Flasche vermischen.

Acetaldehyd ist eine gentoxische und mutagene Substanz und wurde von der IARC (International Agency for Research on Cancer) als „für den Menschen krebserregend“ eingestuft.
Auch Stiftung Warentest hat im Jahr 2008 dreißig deutsche Mineralwässer getestet. Dabei wurde in jedem dritten Mineralwasser eine Acetaldehydbelastung von über 10 Mikrogramm pro Liter gefunden.

Sensorisch kann der Mensch schon geringe Mengen Acetaldehyd durch den süßen, fruchtigweinigen Geschmack erkennen.
Gelangt der Stoff in den menschlichen Körper schädigt er zielgerichtet die Leber. Die Leber produziert daraufhin vermehrt Giftstoffe, die bis zu einer Leberzirrhose führen kann.[191,192]

Die Glasflasche ist eine gesunde und umweltfreundliche Alternative

Wer etwas für seine Gesundheit und gleichzeitig auch noch für die Umwelt tun will, der kauft Glasflaschen.
Als erstes geben Glasflaschen absolut keine Substanzen an den Inhalt ab!

Zweitens werden Glasflaschen aus Quarzsand und anderen Zuschlagstoffen hergestellt, die unbegrenzt in unserer Umwelt zur Verfügung stehen. Für 12 Plastikflaschen werden hingegen ca. 1 Liter Erdöl benötigt.

Wer aus Plastikflaschen trinkt, nimmt nicht nur den Inhalt auf, sondern auch eine Brühe aus hormonähnlichen Stoffen, die den weiblichen Hormonen ähneln, gemischt mit einer ordentlichen Portion Antimon als Schwermetall, ein paar Keime und den leberschädigenden, gentoxischen Stoff Acetaldehyd.

Spanplatte

Diesem Thema wird oft leider nur wenig Aufmerksamkeit geschenkt. Und doch hat fast jeder Deutsche sie zu Hause. Die Spanplatte bzw. Sperrholzplatte. Bei der Spanplatte unterscheiden wir zwar zwischen verschiedenen Qualitäten, doch den wenigsten Deutschen ist die Gefahr bewusst, die von ihren Möbeln ausgeht.

Giftige Möbel

Bei der Herstellung der Platten werden Holzreste mit Kleber vermischt und unter hohem Druck gepresst. Dabei wird Formaldehyd im Bindemittel verwendet.[142] Das Problem ist, dass das Formaldehyd durch das fertige Möbelstück ausgedünstet wird. Dadurch wird die Raumluft mit Formaldehyd belastet. Man spricht hier auch von einer Formaldehyd – Emission.[143]

Die Gefährlichkeit von Formaldehyd

Formaldehyd ist im Jahr 2004 von der Internationalen Agentur für Krebsforschung (IARC) der Weltgesundheitsorganisation WHO offiziell als „krebserregend für den Menschen" eingestuft worden.[144]

Es gibt zwar offizielle Grenzwerte für die Belastung von Formaldehyd in Holzwerkstoffe, dieser beträgt laut EU Norm 0,1 ppm bei einer Spanplatte der Emissionsklasse 1 (E1) aber neuere Studien kommen zu alarmierenden Ergebnissen.
So kam die Bundesanstalt für Arbeitsschutz und Arbeitsmedizin bei ihren Untersuchungen auf folgendes Ergebnis: *„Im Vergleich zu einer einmaligen Behandlung (Effekte ab 5.0 µg/ml) erzeugten wiederholte Behandlungen mit Formaldehyd bei wesentlich geringeren Konzentrationen (Effekte ab 0.5 µg/ml) genotoxische Effekte in den Nasalepithelzellen. Das Formaldehyd wirkt bei wiederholter Anwendung in immer geringeren Dosen genotoxisch auf die "Nasenzellen". „*.[145]
Das heißt nichts anderes als, dass je öfter der Mensch mit Formaldehyd in Berührung kommt, desto geringere Dosen schon gefährlich sind.

Spanplatte = Giftplatte mit allergieauslösender Wirkung

Formaldehyd trägt laut EU Gefahrenstoffverordnung das Zeichen „T". „T" steht für giftig und wird durch einen Totenkopf gekennzeichnet.
Weiterhin ist Formaldehyd allergieauslösend.[146]

Allergieauslösend – Und was sagt uns das?

Viele Menschen bekommen Krankheiten, die nicht direkt mit Formaldehyd in Verbindung gebracht werden können. [147]
Diese Chemikalie kann vieles anrichten und die Emissionen können sich summieren. Auch sind Unikliniken und Ärzte meist ratlos einen direkten Zusammenhang zwischen Formaldehyd und der Krankheit zu erkennen. Mitunter ist das Heimtückische an Formaldehyd, dass keine allergische Reaktion auf das Formaldehyd direkt ausgelöst wird, sondern der Körper dann auf andere Umwelteinflüsse allergisch reagiert. So kann der Körper zum Beispiel plötzlich auf Kälte allergisch reagieren. Wäre eine allergische Reaktion auf das Formaldehyd aufgetreten, dann wäre relativ schnell klar, woher diese kommen würde. Hier jedoch „produziert" unser Körper willkürliche Allergien und die Ärzteschaft ist ratlos woher diese kommen.

Alternativen zur Spanplatte

Auch wenn Vollholz oder Leimholz Möbel teuer sind, bieten sie nicht nur den Vorteil, dass sie keine gefährlichen Emissionen ausdünsten, sie halten auch viele Jahre länger als die billigen Spanplattenmöbel.
Sollte es aus Kostengründen nicht möglich sein seine Wohnung mit Echtholzmöbel einzurichten, sollte der Gesundheitszustand stets beobachtet werden und bei einer Verbesserung der Einkommenssituation die giftigen Möbel langsam durch bessere Möbel ersetzt werden.

Beschichtete Pfannen

Beschichtete Pfannen, Polytetrafluorethylen / PTFE, kennt eigentlich jeder. Und fast jeder hat heutzutage eine beschichtete Pfanne oder einen beschichteten Kochtopf zu Hause.

Der Schein-Vorteil der beschichteten Pfanne

Viel zu bequem sind wir geworden, als dass wir uns noch mit der „unvorteilhaften", unbeschichteten Pfanne begnügen würden. Wir sehen es als technischen Fortschritt an, dass Lebensmittel beim braten nicht mehr anbrennen können.
Doch hat sich jemand wirklich mal die Frage gestellt, warum unser Schnitzel oder Fischstäbchen in der unbeschichteten Pfanne anbrennt? Meist liegt es doch daran, dass die Temperatur falsch ausgewählt wurde. Dass wir im Umkehrschluss unser Lebensmittel in einer unbeschichteten Pfanne „tot" - braten, ohne das wir es merken und somit alle Vitamine regelrecht auskochen, ist nur ein Nachteil dieser Pfanne.

Gefährliche Beschichtung

In einer beschichteten Pfanne ist eine Chemikalie, PFOA (Perfluorooctanoic Acid), die sich im menschlichen Körper über Jahre anreichert und einlagert.[148] Zu diesen Erkenntnissen kamen das Landesgesundheitsamt in Niedersachsen bei einer jährlichen Kontrolle über die Qualität der Muttermilch aus über 600 Proben. [149]
Auch die amerikanische Environmental Protection Agency (Umweltschutzbehörde) hat bei einem Test an Ratten herausgefunden, dass diese Chemikalie Krebs auslösen kann.

Nach neusten Untersuchungen der EPA geht man davon aus, dass bereits kleinste Mengen der Chemikalie in jedem Amerikaner eingelagert ist.
Weiterhin hat die Environmental Working Group, eine gemeinnützige Umweltforschungsorganisation herausgefunden, dass PFOA bei beschichteten Pfannen schon bei mittlerer Hitze austritt. Bei hoher Hitze können soviel PFOA – Gase austreten, dass beim Menschen grippeartige Symptome auftreten können.
Für PFOA gibt es keinen sicheren Grenzwert, es lagert sich wie Dioxin oder PCB's im Körper ab und wird nicht abgebaut. [150]

Als gesunde Alternative Emaille-, Gusseisen- und Schmiedepfannen

Als Alternative zur beschichteten Pfanne bieten sich Emaille-, Gusseisen- und Schmiedepfannen an. Mit einer guten Schmiedepfanne und einer Emaille- oder Gusseisenpfanne sollte man für alle Gerichte gut gerüstet sein.

Ein weiterer Vorteil ist, dass so eine Pfanne bei mittlerer Qualität schon mehr als 20 Jahre halten kann. Eine gute, beschichtete Pfanne ist dagegen schon nach spätestens 2 Jahren kaputt.

Getränkekartons

Ist der Getränkekarton die Alternative zur Glas- und Plastikflasche? Er hat keinen Pfand, ist meist wieder verschließbar und kann nach dem Gebrauch im Hausmüll entsorgt werden.

Doch wie ungefährlich ist die Benutzung des Getränkekartons?

In den Jahren ab 2005 - 2010 kam heraus, dass viele Getränke europaweit mit der gefährlichen Chemikalie Isopropylthioxanthon (ITX) verschmutzt sind.
Viele Staaten reagierten sofort und nahmen die belasteten Getränke sofort vom Markt. Nur die deutsche Regierung schlief fünf Jahre lang und ließ den unwissenden Verbraucher die verunreinigten Produkte verzehren.[193]

Der Verlauf der Dinge

Durch Stichproben fand sich erstmals im Jahr 2005 die Chemikale ITX in Karton verpackten Lebensmitteln. Das Bundesministerium für Verbraucherschutz sah allerdings keinen Handlungsbedarf die verunreinigten Lebensmittel aus dem Verkehr zu ziehen. Die deutsche Umwelthilfe wurde im Jahr 2006 aktiv. Diese forderte daraufhin die Akten über die Befunde beim Ministerium an. Die Auskunft wurde abgelehnt. Bei eigenen Untersuchungen fand die deutsche Umwelthilfe heraus, dass der Wert der ITX Belastung um das Zehnfache höher liegt, als der europäische Unbedenklichkeitswert. Die deutsche Umwelthilfe zog vor das Verwaltungsgericht für die Herausgabe der Daten. Sie bekam in erster Instanz Recht. Das Bundesministerium für Verbraucherschutz legte Berufung ein. Aber auch beim Oberverwaltungsgericht bekam die deutsche Umwelthilfe Recht. Dieser Prozess hat schon ein Jahr gedauert. Aber auch hier ging das Ministerium in Berufung. Nach insgesamt drei Jahren bekam die Umwelthilfe vorm Bundesverwaltungsgericht wiedereinmal Recht. Doch nach diesem Zeitraum wurden die verseuchten Getränke durch die Verbraucher „weg“ - konsumiert. [194,195]

Unsere staatlichen Kontrollen

Somit sind alle belasteten Beweise praktischerweise vernichtet. Dieser Prozess ist ein Paradebeispiel, wie das Ministerium für Verbraucherschutz unsere Interessen umsetzt und uns schützt. Nämlich gar nicht! Mittlerweile haben die Hersteller jedenfalls offiziell ITX aus ihrer Produktion verbannt. Stattdessen benutzen sie jetzt die Chemikalie Benzophenon. Benzophenon steht in den USA unter den krebserregenden Stoffen und ist laut EU Gefahrenstoffverordnung mit den Gefahrensymbolen Reizend und Umweltgefährlich eingeordnet. [196,197]

Produktionsbedingte Verunreinigung

Doch wie gelangen diese giftigen Stoffe überhaupt in die Kartonverpackungen von Getränken? Die Kartonverpackungen von Lebensmitteln, wie Säften oder Milch, werden den Herstellern auf riesige Rollen angeliefert. Dadurch kommt unweigerlich die beschichtete Außenseite mit der Innenseite in Berührung. Erst in der Fabrik werden aus den Rollen die Kartonverpackungen geschnitten und gefaltet.

Leider wenig Alternativen

Da nicht alle Getränke in Glasflaschen abgefüllt werden und diese meist auch teurer sind bleibt uns leider nicht viel Auswahl. Zu Empfehlen ist es möglichst viel Wasser, Kaffee, Tee oder Getränke aus Glasflaschen zu sich zu nehmen. Wenn ab und zu mangels Alternativen ein Getränk aus einer Kartonverpackung genossen wird, ist sicherlich auch nichts gegen einzuwenden. Doch sollten wir immer im Hinterkopf behalten, dass Getränke aus Getränkekartons bzw. Kartonverpackungen produktionsbedingt immer verunreinigt sind. Die Frage ist nur, mit welchen Stoffen die Lebensmittel verunreinigt werden und in welchem Maße. Aber ob es etwas bringt einen gefährlichen Stoff (ITX) durch einen anderen gefährlichen Stoff (Benzophenon) zu ersetzen, sei dahin gestellt.

Zum Nachdenken, warum die Industrie jetzt Benzophenon einsetzt

Eurofins Food Deutschland äußerste sich wie folgt zu Benzophenon;

„Für 4-Methylbenzophenon liegt bisher kein Grenzwert vor. Die Europäische Behörde für Lebensmittelsicherheit (EFSA) ist mit einer Risikobewertung beauftragt worden.

Der europäische Verband der Druckfarbenhersteller EuPIA hat in einer ersten Stellungnahme darauf hingewiesen, dass die genannten UV-Initiatoren aufgrund der möglichen Migration nicht zur Verwendung in Lebensmittelverpackungen geeignet sind, sofern keine funktionelle Barriere vorliegt.“[198]

Wo kein Grenzwert ist, ist auch keine Grenzwertverletzung und wann ein gültiger Grenzwert ermittelt wird, steht noch in den Sternen.

Körperpflege

„Krankheiten befallen uns nicht aus heiterem Himmel, sondern entwickeln sich aus täglichen Sünden wider die Natur. Wenn sich diese gehäuft haben, brechen sie unversehens hervor.“

Hippokrates von Kòs

Ist es wider die Natur, wenn wir Entschlackungskanäle mit Aluminiumverbindungen verstopfen, unseren Kopf desinfizieren und wir auf unserer Haut Nanopartikel auftragen?

Deo

Schon selbstverständlich tragen wir morgens bevor wir außer Haus gehen und uns körperlich betätigen das Deo auf. Es soll verhindern, dass wir schwitzen und falls wir doch anfangen zu schwitzen, soll es den unangenehmen Achselgeruch überdecken.

Unser Körper redet mit uns, wir müssen nur zuhören und verstehen!

Nichts geschieht ohne Grund. Dass wir unter den Achseln anfangen zu schwitzen hat seinen Grund. Unser Körper möchte uns damit etwas sagen. Doch wir haben verlernt die Sprache unseres Körpers zu verstehen und machen ihn stattdessen mit einem Deo mundtot. Durch das Schwitzen unter den Achseln scheiden wir Schadstoffe aus. Unser Körper entgiftet sich also stetig. Wir können dieses bildlich mit einer Stadt und einer außerhalb liegenden Deponie vergleichen. Wir produzieren täglich Müll, der von der Müllabfuhr zur Deponie transportiert wird. Doch was passiert, wenn der Mülltransporter nicht mehr zur Deponie kommt?[151]

Ein Antitranspirant vergiftet uns

Durch die so genannten Antitranspirants kann sich kein Schweiß mehr bilden. Das kommt daher, da ein Antitranspirant die Poren und Schweißdrüsen mit Hilfe von Aluminium bzw. Aluminiumsalzen verstopft oder verschließt. Der Körper kann also keine Gifte mehr ausscheiden. Anders gesagt, unsere Müllabfuhr kann den Müll nicht mehr aus der Stadt zur Deponie transportieren. Warum? Weil es keine Mülllaster mehr gibt. In diesem Fall keinen Schweiß. Nur lösen sich diese Gifte, die unser Körper durch den Schweiß auszuscheiden versucht, nicht in Luft auf! Somit verbleiben die ganzen Gifte im Körper und können sich über Jahrzehnte in den Lymphknoten ansammeln und in den Fett- und Gewebezellen der Organe einlagern.[152,153,154,155,156]

Doch die Gefahr geht noch weiter

Durch das Rasieren der Achselhaare entstehen winzig kleine Verletzungen. So sind nach einer Rasur die Haartalgdrüsen und Hautporen geöffnet. Durch diese vielen kleinen Öffnungen können nun die giftigen Aluminiumsalze und weitere Gifte, die das Deo enthält, in unseren Körper eindringen. Ein weiteres Problem ist, dass wir das Deo nicht nur für einen Moment auftragen und danach sofort wieder abwaschen. Meistens lassen wir das Deo den ganzen Tag auf unserem Körper. Dadurch hat unser Körper besonders lange Zeit, dass Aluminium aufzunehmen.[157]

Aluminium – begünstigt Alzheimer

Das aufgenommene Aluminium wirkt sich unter anderem negativ auf das Gehirn aus. Nach neueren Studien ist es ein Grund für die Zunahme der Alzheimerkrankheit.[158]

Aluminium – begünstigt Brustkrebs

Besonders gefährliche Auswirkungen hat das Aluminium im Körper der Frau. Die für das Brustgewebe wichtigen Lymphknoten befinden sich in den Achselhöhlen. Einerseits können durch das Verstopfen der Schweißdrüsen die Giftstoffe nicht mehr abtransportiert werden. Andererseits wird durch die Poren und Rasurverletzungen das Aluminium in den Körper aufgenommen und gelangt von dort ins Lymphsystem. Darüber gelangen die Giftstoffe nun zum Brustgewebe der Frau und lagern sich dort ab. Im Brustgewebe wird durch die Ansammlung der Giftstoffe und Schwermetalle die Zellmutation begünstigt. [159] In einer Chicagoer-Studie von Dr. Kris McGrath aus dem Jahr 2004 wurden mehr als 400 Brustkrebs Überlebende untersucht. Es wurde festgestellt, dass die Diagnose Brustkrebs bei Frauen, die sich unter den Achseln rasiert haben um 22 Jahre früher auftrat. Bei Frauen, die sich nicht unter den Armen rasiert haben, trat der Brustkrebs erst später auf. [160]

Trugschluss Deokristall

Viele, die auf Grund ihrer Einstellung auf chemische Produkte verzichten, sind auf den Trugschluss des Deo – Kristalls hereingefallen. Früher wurde der Deo-Kristall noch vom Naturkristall gewonnen. Heutzutage wird dieser meist chemisch hergestellt und weiter mit Duftstoffen und anderen Chemikalien angereichert.[161] Am Besten ist es, jetzt gleich einmal sein eigenes Deo zu holen und auf die Inhaltsstoffe zu schauen, ob eines der folgenden Wörter dort auftaucht:
Aluminium, **Kalium-Aluminium-Sulfat** und **Alaunsalz**. Sollte auf dem Deo eines dieser Inhaltsstoffe angegeben sein, sofort entsorgen. Durch jedes auftragen wird der Körper vergiftet.

Die Ursachen des Schweißes und das übelriechende Problem

Übelriechender Schweiß hat meist mehrere Ursachen. In den meisten Fällen ist der Körper übersäuert. Hier würde eine Ernährungsumstellung auf einen gesunden Säure-Basen-Haushalt langwierig helfen. Eine weitere Ursache sind Schwermetalle und Giftstoffe, die sich bereits im Körper abgelagert haben. In diesen Fällen würde sich eine allgemeine Entgiftung oder speziell eine Schwermetallentgiftung empfehlen. [162] Sollte man sich zu einer Entgiftung oder Ernährungsumstellung entschlossen haben, darf man sich nicht davon entmutigen lassen, dass der Schweiß nun etwas stärker riecht, als er es eh schon tut. Dieses ist darauf zurückzuführen, dass der Körper nun vermehrt die ganzen Giftstoffe, die sich über Jahre und Jahrzehnte angesammelt haben über die Schweißdrüsen absondert und über die Poren der Haut ausdünstet. Dieses ist nur eine Phase und wird sich mit der fortschreitenden Entgiftung normalisieren, wenn nicht sogar minimieren.

Kleine Schritte sind auch große Schritte!

Es muss ja beim Deo nicht gleich eine 180 Grad Wandlung sein, die eine komplette Nahrungsumstellung erfordert. Es ist schon ein großer Schritt getan, wenn wir in Zukunft darauf achten, dass wir keine Deos mehr mit Aluminium und Aluminiumverbindungen kaufen. Somit haben wir ja schon einen großen Beitrag für unsere Gesundheit getan und eine aktive Vergiftung unseres Körpers gestoppt.

Natürlich gegen Schweißgeruch

Eine vollkommen natürliche Möglichkeit gegen den Schweißgeruch vorzugehen bietet das Hausmittel Kaiser Natron. Natron wirkt alkalisch und neutralisiert somit den Schweißgeruch. Die beste Möglichkeit um Kaiser Natron als Deo-Ersatz zu verwenden besteht darin, das Kaiser Natron in einen Salzstreuer zu füllen, so wird eine bessere Dosierbarkeit erreicht. Nun nimmt man einen Wattepad, der mit Wasser befeuchtet wird. Jetzt streut man mit dem Salz-, bzw. Natronstreuer etwas Natron auf das Wattepad. Dieses wird dann mit dem Finger auf dem Wattepad verrieben bzw. eingerieben. Anschließend wird das mit Wasser befeuchtete und mit Natron bestreute Wattepad unter der Achsel angewendet. Das Einreiben mit dem Wattepad funktioniert ganz gut. Besser und besonders bei empfindlicher Haut zu empfehlen ist statt des Reibens eher ein Tupfen. Das Beste ist, dass die geruchsneutralisierende Wirkung bis zu 10 Stunden anhält, dabei natürlich und nicht gesundheitsschädlich ist. Desweiteren ist es preisgünstiger als jedes Deo.

Shampoo

Über Shampoo und auch Duschgel machen wir uns eigentlich keine Gedanken. Wir wählen eine Sorte, die schön duftet, gut aussieht und bei der wir denken, dass sie für unseren Haartyp geeignet ist.
Doch sollten wir nicht grade bei einer Substanz, die wir uns täglich auf den Kopf schmieren etwas mehr Gedanken darüber machen, was wir uns eigentlich auf den Kopf schmieren?

Die antiseptische Wirkung von Shampoo

Shampoo ist flüssig, denn sonst könnten wir es nicht verwenden. Doch wo Flüssigkeit ist, sammeln sich mit der Zeit auch Bakterien und Keime.
Um diesem Prozess vorzubeugen gibt die Industrie antiseptische Wirkstoffe mit in ihre Shampoos, um die Bakterien und Keime abzutöten.
Einer dieser Wirkstoffe ist Methylisothiazolinon. Im Jahr 2004 haben US-Wissenschaftler festgestellt, dass dieser Stoff Nervenzellen schädigt!
Im Laborversuch stellte man fest, dass der Stoff ein Enzym ausschaltet, dass für die Vernetzung unserer Gehirnzellen notwendig ist.[163]
In einer früheren Studie testete man diesen Stoff in höherer Konzentration an Ratten. Das Ergebnis war, dass alle Gehirnzellen der Ratten innerhalb von zehn Minuten abstarben. Besonders gefährdet sind schwangere Frauen, deren ungeborenes Kind durch diesen Stoff Schaden nehmen kann, so berichtete Studienleiter Elias Aizeman von der Universität Pittsburgh.[164]

Bedenkliche Stoffe

Weitere Stoffe, die in Shampoos nicht auftauchen sollten, sind hier aufgelistet.

- ✗ **PEG Dirivate** werden in Shampoos als Emulgator verwendet. Sie machen die Haut durchlässiger und es können schneller Schadstoffe in die Haut eindringen.[165]
- ✗ **Aromatische Armine** sind Bausteine von AZO Farbstoffen, die in Verdacht stehen Krebs zu erregen.[166]
- ✗ **Phenol** ist ein weiteres Desinfektionsmittel und gleichzeitig ein starkes Zellgift.[167]

Das natürlichste Shampoo ist das beste Shampoo

Wir sollten uns keine Substanz auf den Kopf schmieren, die in Tierversuchen die Gehirnzellen von Ratten innerhalb von zehn Minuten absterben ließen.
Es gibt leider nur wenige alternative Shampoos auf dem Markt zu kaufen.
Wen wir uns nicht mit einem Shampoo aus dem Bioladen zufrieden geben wollen, sollten wir bei einem Shampoo wenigstens darauf achten, dass es keinen von den vier genannten Stoffen enthält.

Sonnencreme

Im Sommer wird die Sonnencreme oft verwendet um sich vor einen Sonnenbrand zu schützen. Doch wer würde schon daran denken, dass von der Sonnencreme vielleicht eine größere Gefahr, als durch die Sonne selbst, ausgeht? Denn unsere Sonnencreme ist nicht mehr das, was sie einmal war.
Mittlerweile werden in immer mehr Sonnencremes Nanopartikel eingesetzt, diese sind nur Millionstel-Millimeter groß. Doch Langzeitstudien zu dieser neuen Technologie gibt es nicht und die Nachteile dieser relativ neuen Technologie sind kaum bekannt.

Geschönte Laborergebnisse für die Zulassung und Milliarden Gewinne für die Industrie?

Für den Beweis der Unbedenklichkeit von Nanopartikeln wurden diese in Laborversuchen auf eine Hautschicht unter Laborbedingungen aufgetragen. Mit dem Wort „unter Laborbedingungen" ist aber eine hundert Prozent dichte Haut gemeint.
In der Realität haben wir aber keine hundert Prozent dichte Haut, sondern unsere Haut ist durch verschiedenste Verletzungen, Mikrorisse, spröde Haut, ect. beschädigt.
So fand Professorin Biancamaria Baroli von der chemisch-pharmazeutisch-technologischen Abteilung der Universität von Cagliari/Sardinie heraus, dass die Nanopartikel die Haut durchdringen können. So testete Professorin Biancamaria Baroli das Eindringen der Nanopartikel in die Haut unter realen Bedingungen.
Sie fand in ihren Studien heraus, dass es schon reicht wenn die Haut durch Sonneneinstrahlung vorgeschädigt ist, damit die Nanopartikel in die Haut eindringen können.[199]

Nanopartikel schlimmer als Asbest?

So fanden Forscher vom Umweltbundesamt in Dessau heraus, dass die Nanopartikel bis in den Kern von Körperzellen wandern und die DNA schädigen. Außerdem können die Nanopartikel in die Lunge eindringen und dort Entzündungen hervorrufen. Ihre Form ähnelt den der verbotenen Asbestfasern.[200]
Auch warnt Wolfgang Dubbert vom Umweltbundesamt in Dessau:"*Die Verwendung von Produkten, die Nano-Materialien enthalten und freisetzen können, sollte – so*

lange ihre Wirkung auf Mensch und Umwelt weitgehend unbekannt ist – möglichst vermieden werden.“.[201]

Nanopartikel können neurologische Schäden bei Kindern und Erwachsenen hervorrufen!

Japanische Forscher fanden in Tierversuchen heraus, dass Nanopartikel neurologische Störungen bei Kindern verursachen kann. Durch das Eindringen der Nanopartikel in die Erbsubstanz werden diese verändert.
Ken Takeda von der Wissenschaftlichen Universität in Tokio: "*Zu den Krankheiten, die auf diese Gene zurückzuführen sind, zählen solche, die sich in der Kindheit entwickeln, wie Autismus, Epilepsie und Lernschwierigkeiten aber auch solche, die vor allem bei Erwachsenen oder im Alter auftreten, wie Alzheimer, Schizophrenie und Parkinson.".*[202]

Wie erkenne ich Nanopartikel?

Nanopartikel sind in den Zutaten meistens als Titandioxid, Titan(IV)-oxid oder Zinkoxid aufgeführt.[203,204]

Alternative Sonnencremes und natürlicher Schutz

Eine Möglichkeit des Schutzes ist das Vorbräunen im Frühjahr. Die Haut gewöhnt sich so langsam an die erhöhte Sonnenstrahlung und im Sommer kann man sich so länger der Sonne aussetzen, ohne dass man einen Sonnenbrand bekommt.
Leider haben viele Menschen eine empfindliche Haut, so dass diese trotzdem einen Sonnenbrand bekommen. Hier kann auf die chemischen Sonnencremes ausgewichen werden, diese wirken aber meist nicht sofort sondern haben eine Einwirkzeit von einer halben Stunde und sind von den Zutaten auch nicht als gesundheitsfördernd einzustufen.
Wenn wir auf das Sonnenbaden nicht verzichten wollen, müssen wir uns für das kleinere Übel entscheiden. Chemische Sonnencremes oder Sonnencremes mit Nanopartikeln.
In Hinblick darauf, dass die Auswirkung von Nanopartikeln auf den menschlichen Organismus nicht genügend erforscht ist, bleibt einem nur die chemische Variante, also das kleinere Übel.

Kleines Nachschlagewerk

Tabellen und Anhänge

Gefährliche Stoffe in Körperpflegeprodukten

Stoff	**Kategorie**	**Wirkung**
a-Hydroxysäure	organische Säure	Langfristige Hautschäden.
Aluminium	metallisches Element	Begünstigt Alzheimer & Brustkrebs.
Collagen	unlösliches Faserprotein	Verschiedene Hauterkrankungen.
Diethanolamine (DEA), Cocamide (Cocamid) DEA, Lauramide (Lauramid) DEA	farbloser oder kristalliner Alkohol	Krebs-auslösend / Karzinogen.
Diethylphthalat	organische Verbindung	Schädigen: Leber, Nieren und Fortpflanzungsorgane.
Elastin	unlösliches Faserprotein	Verschiedene Hauterkrankungen.
Formaldehyd,Bronidox, Bronopol, Diazolidinyl-Harnstoff, Diazolidinyl-Urea, DMDM Hydantoin, Imidazolidinyl-Harnstoff, Imidazolidinyl-Urea, 2-Bromo-2-Nitropropane-1,3-Diol, 2,4-Imiazolidinedione	farbloses, giftiges Gas	Krebs-auslösend / Karzinogen, Allergie-auslösend, Haut alternd.
Fluoride	biologisch nicht abbaubares Umweltgift	Siehe Seite 14.
Kaolin	Weißer Ton	Gefährlich für Schwangere,

		Hautschäden verursachend.
Lanolin / Wollwachs	aus Wolle gewonnene fettige Substanz	Kann Allergische Reaktionen auslösen.
Mineralö,Paraffinöl, Paraffinum Liquidum	Rohölderivat	Hautatmung wird unterbunden.
Oxybenzon / Benzophenone-3	Organische Verbindung	Stark Allergie auslösend.
Parfüm - Nitro-Polyzyklonische Moschusverbindungen	Synthet-ischer Parfümstoff	Krebs-auslösend / Karzinogen, Erbgutverändernd, reichert sich in der Muttermilch bei Schwangeren an.
PEG (Polyethylenglykol) / PEG-Derivate, Copolyol, Polyglykol, Polysorbate	Chemische Verbindung	Krebs-auslösend / Karzinogen
Petrolatum (Vaseline)	Fett auf Petroleum-basis	Hautatmung wird unterbunden.
Propylenglycol	geruchlose und stark hygroskopi-sche Flüssigkeit	Stark Haut reizend, kann zu Leberanomalien und Nierenschäden führen.
Sodium-lauryl-sulfat, Natriumlaurylsulfat	Anionisches Tensid	Hautallergen, wird von Augen, Gehirn, Herz und Leber absorbiert und dort angelagert, führt zu Langzeitschäden. Heilungsprozesse verzögernd,grauen Star verursachend.
Sodium-laureth-sulfat, Natriumlaurylethersulfat	Anionisches Tensid	Karzinogen, begünstigt stressbedingte Erkrankungen, stört

		den Hormonhaushalt, vermindert Spermienproduktion.
Sonnenschutzfilter, 4-MBC (4 Methyl-benzylidencampher), OMC (Octyl-methoxycinnamat), Bp-3 (Benzophenon-3)	Chemischer Filter	Karzinogen, Ist in menschlicher Muttermilch nachweisbar.
Talc (Talk)	Mineralstoff.	Hauptauslöser für Eierstockkrebs

Quellen:168,169,170,171,172,173,174,175,176,178,179,180,181

Verstecktes Jod

Hier eine kleine Auflistung von Industrielebensmittel, bei denen eine unnatürlich hohe Jodbelastung festgestellt wurde. Angegeben ist der Jodgehalt in µg (= Millionstel Gramm) pro 100 g.

Trockenvollmilchpulver: 960, Kondensmilch und Sahne 10%: 288,
Butter: 132, Speisequark: 120, Joghurt: 108, Buttermilch: 60, Kuhmilch: 50. [209]

Natürliche Jodlieferanten

Zu Obst mit dem höchsten Jodgehalt gehören: Cashewnüsse und Kiwis.
Zu Gemüsen mit dem höchsten Jodgehalt gehören: Champignons, Brokkoli, Grünkohl, Spinat, Möhren und frische Erbsen.
Zu Fisch mit dem höchsten Jodgehalt gehören: Austern, Bratheringe, Bücklinge, Flundern, Garnelen, Heilbutte, Heringe, Hummer, Kabeljau, Wildlachs, Meeräschen, Miesmuscheln, Schellfische und Steckmuscheln.[209,210]

Oleolux - Rezept

Zutaten:

- ✗ 125 ml Leinöl
- ✗ 250 g ungehärtetes Kokosfett
- ✗ 1 mittelgroße Zwiebel
- ✗ 10 Knoblauchzehen

Zubereitung:

1. Zum Herunterkühlen das Leinöl in einer Schüssel oder Messbecher in das Gefrierfach stellen.
2. Die Zwiebel schälen, vierteln und zusammen mit dem Kokosfett in einem Kochtopf ca. 6 Minuten erhitzen bis diese sich braun verfärben.
3. Nun die geschälten und geviertelten Knoblauchzehen mit in den Kochtopf zum Kokosfett und den Zwiebeln geben und weitere 4-5 Minuten warten bis auch diese sich hellbraun verfärben.
4. Nun wird das Kokosöl mit einem Sieb von den Zwiebeln und Knoblauch getrennt und mit dem Leinöl aus dem Gefrierfach vermischt.
5. Es wird solange gerührt bis sich keine Schlieren mehr bilden, danach wird das Öl in verschließbare Gläser abgefüllt und zwecks raschem abkühlen in das Gefrierfach gestellt.
6. Sobald sich das Gemisch verfestigt hat, werden die Gläser bis zum Verzehr im Kühlschrank aufbewahrt.

Weitere Rezeptvarianten und Zubereitungsvorschläge finden Sie auf :
http://www.dr-johanna-budwig.de/rezepte/oleolux.html
http://www.oel-eiweiss-kost.de/_oel_eiweiss_kost/oekost_rezepte_oleolux.htm
http://www.sein-und-dasein.info/ollx_rzpt_brtzt.html
http://oelfreund.de/oel-blog/oleolux-nach-frau-dr-johanna-budwig

(Stand:26.10.2012)

Quellenverzeichnis

[1]Rebmann, Ralf (2007): E950-999. http://www.gifte.de/Lebensmittel/e_950_-_999.htm (13.07.2011)
[2]Aspartam das süße Gift: http://sehes.de/downloads/Dokumente/suesses_gift_aspartam.pdf (13.07.2011)
[3]Zeitenschrift: Aspartam -süßes Gift. http://www.zeitenschrift.com/news/short-aspartam.ihtml (13.07.2011)
[4] Zeitenschrift: Aspartam -süßes Gift
[5] Zeitenschrift: Aspartam -süßes Gift
[6] Zeitenschrift: Aspartam -süßes Gift
[7]Thule Gesellschaft(2010): Aspartam das süße Gift. http://www.thule-gesellschaft.org/index.php?option=com_content&view=article&id=287%3Aaspartam-das-suesse-gift&catid=25%3Adas-projekt&Itemid=54
[8]Thule Gesellschaft(2010)
[9]Wahre Forschungsgruppe und Privatinstitut für Welteislehre (2006): Aspartam jetzt Aminosweet. http://www.wfg-gk.de/gesund7.html
[10]Wikipedia: Stevia (Süßstoff). http://de.wikipedia.org/wiki/Stevia_%28S%C3%BC%C3%9Fstoff%29
[11]Wikipedia(2011): Citronensäure. http://de.wikipedia.org/wiki/Citronens%C3%A4ure
[12]Wikipedia(2011): Aspergillus Niger. http://de.wikipedia.org/wiki/Aspergillus_niger
[13]Wikipedia(2011): Citronensäure. http://de.wikipedia.org/wiki/Citronens%C3%A4ure
[14]Wallner, Sabine: Fachdidaktik aus Chemie WS 2004/2005.
http://chemiedidaktik-graz.at/content/pdf/Zitronens%E4ure.pdf
[15]Wallner, Sabine: Fachdidaktik aus Chemie WS 2004/2005.
[16]Wallner, Sabine: Fachdidaktik aus Chemie WS 2004/2005.
[17]Wikipedia(2011): Citronensäure. http://de.wikipedia.org/wiki/Citronens%C3%A4ure
[18]Schimmel-Schimmelpilze: Schimmelpilze in Lebensmitteln.
http://www.schimmel-schimmelpilze.de/schimmel-in-lebensmitteln.html
[19]Wikipedia(2011): Citratzyklus. http://de.wikipedia.org/wiki/Citratzyklus
[20]Universität Hamburg: 10.Tag Halogene. http://www.chemie.uni-hamburg.de/studium/module/c80/10.Tag_Halogene.pdf
[21]Infoblatt: Infoblatt zu Salz. http://infoblatt.weebly.com/salz.html
[22]Nirakara:Flour. http://www.nirakara.de/Fluor.htm
[23]Christopher Bryson(2004): the fluoride deception. ISBN: 9781583227008
[24]Der Weg:Vom Rattengift zum Medikament. http://der-weg.org/fileadmin/Vom_Rattengift_zum_Medikament.pdf
[25] Rainforest-newsletter:Spröde Zähne. http://www.rainforest-newsletter.de/public/nahrstoffvibel/Fluor/main_zaeh.htm
[26]Prison Planet:(2006): New Research: Fluoride Damages Children's Liver and Kidneys (NYSCOF).
http://www.prisonplanet.com/articles/August2006/230806Fluoride.htm
[27]DAK – Deutsche Angestellten Krankenkasse: Zahnpflege für jedes Alter. http://www.dak.de/content/filesopen/Zahnpflege.pdf
[28]Baumann, Susanne: Fluor Angriff auf die Volksgesundheit. http://www.susannebaumann.de/Fluor.pdf
[29]Mechthild-Natur:Säure-Basen-Haushalt. http://www.mechthild-natur.de/91.html
[30]Eesom:Kalzium. http://www.eesom.com/go/8WG153CJM4RKATDK9W856B3E30P4B1GI
[31]Sonja Mittelsdorf: Der Mensch rottet sich selbst aus. http://sonja-mittelsdorf.de/wasser-das-wir-zum-leben-brauchen/flourid-wasser-verseucht/
[32]Wikipedia(2011): Ketamin. http://de.wikipedia.org/wiki/Ketamin
[33]Biospahn:E620 – Glutamat. http://www.biospahn.de/media/46d73e44680e317ffff8095ffffff2.pdf
[34]Universität Kiel: Gierig nach Glutamat. http://www.uni-kiel.de/unizeit/uz-35/pdf/uz_35_8a.pdf
[35]Deutsche Gesellschaft für Ernährung e. V. (DGE):Ist der Geschmacksverstärker Glutamat gesundheitsschädlich? http://www.glutamat.info/media/Glutamat_News.asp
[36]BZ News aus Berlin(04.Mai.2010) von Monika Uhlig: Der große Schummel in unserem Essen. http://www.bz-berlin.de/ratgeber/der-gro-szlig-e-schummel-in-unserem-essen-article830754.html
[37]Wikipedia (2011): Hefeextrakt. http://de.wikipedia.org/wiki/Hefeextrakt
[38]Verbraucher Service Bayern(26.11.2010): Geschmacksverstärker. http://www.verbraucherservice-bayern.de/information/ernaehrung-und-gesundheit/meldung/article/Geschmacksverstaerker/
[39]Wikipedia (2011): Hefeextrakt. http://de.wikipedia.org/wiki/Hefeextrakt
[40]Schilddrüsennetzwerk Hannover:Streitfall -Jod harmlos oder gefährlich? http://www.schilddruesenguide.de/sd_jod.html
[41]Wikipedia (2011): Schilddrüse. http://de.wikipedia.org/wiki/Schilddr%C3%BCse
[42]Realpeacework-Akademie:Krank durch künstliches Jod in Nahrungsmitteln. http://www.realpeacework-akademie.info/2012/d/BWelt/UH/Jod-Fluor-Kaugummi.pdf
[43]Gesundheit.infoflasche:Natürliches und künstliches Jod. http://gesundheit.infoflasche.de/nahrung/naturliches-und-kunstliches-jod
[44]Jodkrank: Ernährung. http://www.jodkrank.de/Ernahrung/ernahrung.html
[45]Dingfelder-verlag:Pressearchiv vom Bonner Stadtanzeiger 1996:Lokalausgabe »Bonner Stadtanzeiger«, Dienstag, 12. November 1996. http://www.jod-krank.dingfelder-verlag.de/Pressearchiv/1996/Bonner_Stadtanz_/bonner_stadtanz_.html
[46]Vital Tipps: Natürliches Jod für Gesundheit und Wohlbefinden. http://www.vital-tipps.de/ernaehrung/natuerliches-jod.html
[47]Wikipedia(2011): Iod-Kaliumiodid-Lösung. http://de.wikipedia.org/wiki/Iod-Kaliumiodid-L%C3%B6sung
[48]KATALYSE,Institut für angewandte Umweltforschung:Iod. http://www.umweltlexikon-online.de/RUBwerkstoffmaterialsubstanz/Iod.php
[49]Dr. med. Christian Hoffmann: Der ewige Streit, ist Margarine wirklich gesünder als Butter?
http://www.die4hoffmann.de/butter_o_margarine/butter_oder_margarine.html
[50]Wikipedia(2011): Margarine http://de.wikipedia.org/wiki/Margarine
[51]Universität Kiel: Margarineherstellung. http://www.projekt-paris.uni-kiel.de/paris/schuelerwebseiten/wundersaat/Margarineherrstellung.htm
[52]Zentrum der Gesundheit: Mögen Sie Plastik als Brotaufstrich? Ja? Dann essen Sie Margarine. http://www.zentrum-der-gesundheit.de/margarine.html
[53]Wikipedia(2011): Margarine http://de.wikipedia.org/wiki/Margarine
[54]Wikipedia(2011): trans-Fettsäuren. http://de.wikipedia.org/wiki/Trans-Fetts%C3%A4uren
[55]Das Schweizer Ei: Vorurteil Cholesterin. http://www.gallosuisse.ch/html/index.php?id=48
[56]Ökotest: Ausgabe Januar 2011, 72134. http://media.oekotest.de/media/mum012011/mum012011-web.pdf
[57]Ökotest: Ausgabe Januar 2011, 72134
[58]Zentrum der Gesundheit: Verursachen Cholesterinsenker Krebs?. http://www.zentrum-der-gesundheit.de/ia-cholesterin-herzkrankheit.html
[59]Dr. Johanna Budwig: Oleolux. http://www.oel-eiweiss-kost.de/_oel_eiweiss_kost/oekost_rezepte_oleolux.htm
[60]Wikipedia(2011):Pasteurisierung. http://de.wikipedia.org/wiki/Pasteurisierung
[61]Breadbid: Milch. http://www.breadbid.de/artikel/187/Milch.html
[62]Wikipedia(2011):Milch. http://de.wikipedia.org/wiki/Milch
[63]Akademie Gesundes Leben: Milch. http://www.reformhaus-fachlexikon.de/warenk_milch/Milch.php

[64]Methoden der Manipulation, S.91 (10.01.2001). http://www.scribd.com/doc/53740745/143/Regeln-der-Ernahrung
[65]U.S. National Library of Medicine-National Institutes of Health: Survival of Escherichia coli under lethal heat stress by L-form conversion. http://www.ncbi.nlm.nih.gov/pubmed/20582223
[66]Peter Weck: Biophysik. http://www.peter-weck.de/html/body_biophysik.html
[67]Zentrum der Gesundheit: Gesund ohne Milch. http://www.zentrum-der-gesundheit.de/milch.html
[68]Zentrum der Gesundheit: Qualität Kuhmilch(2007),Literatur: Kent Depesche. http://www.zentrum-der-gesundheit.de/kuhmilch-qualitaet-ia.html
[69]Wikipedia(2011):Homogenisierung. http://de.wikipedia.org/wiki/Homogenisierung
[70]Wikipedia(2011):Homogenisierung.
[71]R.Sieber: Xanthinoxidase in homogenisierter Kuhmilch und Hypothese von Oster http://www.springerlink.com/content/n32v0h71h50u1137/
[72]Fit und Heil: Milch. http://fitundheil.ch/dateien/milch.pdf
[73]Die Alternativen: Gesundheit. http://www.diealternativen.de/Kopie/gesundheitmilch.htm
[74]Greenpeace Magazin(Ausgabe 2.09): Schöpferisches vom Schaalsee. http://www.greenpeace-magazin.de/index.php?id=5698
[75]Rinderzucht-bb:N-18967. http://www.rinderzucht-bb.de/fileadmin/user_upload/pdf/Agrarprodukte/RBB-Service-4-9.pdf
[76]Siegfried Borelli / Jost von Mayenburg: Nahrungsmittelallergien. Niedernhausen (Falken-Verlag), 1988, S. 52-62. http://home.arcor.de/jodkrank/Ernahrung/Tabelle/tabelle.html
[77]DSM: Risiko von Antibiotikarückständen in tirischen Produkten. http://www.dsm.com/le/static/delvotest/downloads/GuideDelvotest10Points_Ge.pdf
[78]Greenpeace Aachen:Lebensmittel / Pestizide / Bio. http://www.greenpeace-aachen.de/archiv/gentechnik/pestizide.php
[79]Amplify: Die Wahrheit über Milch. http://gesundheit.amplify.com/2010/06/28/die-wahrheit-uber-die-milch/
[80]Tierschutz Aktiv: Milch grausam und unnatürlich. http://www.tierschutzaktiv.at/tatsachen/milch/default.aspx
[81]Ubf-research: Bedeutung und Vorkommen von trans-Fettsäuren in Nahrungsfetten. http://www.ubf-research.com/Aktuelles/trans-fs.pdf
[82]Mentalkostverein: Brainfood(Gehirnnahrung). http://mentalkost.org/brainfood-genirnnahrung/
[83]Gesundheit:Joghurt - wie gesund sind probiotische Nahrungsmittel?http://www.gesundheit.de/ernaehrung/lebensmittel/milchprodukte/joghurt-wie-gesund-sind-probiotische-nahrungsmittel
[84]Springer Medizin:Nachgewiesene Effekte probiotischer Kulturen am Beispiel von Lactobacillus casei DN-114 001 http://www.cmemitpartnern.springer.de/moc/DisplayContent.do?cid=276982&fid=276971
[85]Institut Allergosan:Forschungsschwerpunkte. http://www.allergosan.at/relaunch/index.php?option=com_content&task=view&id=16&Itemid=32
[86]Wikipedia(2011): Probiotikum. http://de.wikipedia.org/wiki/Probiotikum
[87]Europa,Europäische Kommission: Lebensmittel Sicherheit, Biologische Sicherheit, Bestrahlung, Gesetzgebung der Gemeinschaft. http://ec.europa.eu/food/food/biosafety/irradiation/comm_legisl_de.htm
[88]Umwelt Institut München e.V.: EU – Richtlinien in nationales Recht umgesetzt. http://umweltinstitut.org/lebensmittel/bestrahlung-von-lebensmitteln/bestrahlung-von-lebensmitteln-173.html
[89]Umwelt Institut München e.V.: EU – Richtlinien in nationales Recht umgesetzt.
[90]Wikipedia(2011): Lebensmittelbestrahlung. http://de.wikipedia.org/wiki/Lebensmittelbestrahlung
[91]Wikipedia(2011): Lebensmittelbestrahlung.
[92]Natur und Heilen: Vorsicht! Lebensmittelbestrahlung! http://www.naturundheilen.info/basics/archiv/pdf-gratis/n-1591.pdf
[93]Institut für Genetik der Universität Bonn (11.04.1968): Untersuchungen Zur Indirekten Röntgenstrahlen Wirkung An Wurzeln Von Vicia Faba. http://www.sciencedirect.com/science/article/pii/S0033756069800219
[94]WDR Servicezeit: Bestrahlung von Lebensmitteln. http://www.wdr.de/tv/servicezeit/extras/dossier_essen_ist_leben/risiken_erkennen/inhaltsstoffe/bestrahlung.jsp
[95]Umwelt Institut München e.V.: EU – Richtlinien in nationales Recht umgesetzt. http://umweltinstitut.org/lebensmittel/bestrahlung-von-lebensmitteln/bestrahlung-von-lebensmitteln-173.html
[96]Wikipedia(2011): Lebensmittelbestrahlung.
[97]Wikipedia(2011): Lebensmittelbestrahlung.
[98]Equapio: Salz ist nicht gleich Salz. http://equapio.com/de/gesundheit/salz-und-natriumchlorid/
[99]Wikipedia(2011): Rieselhilfe. http://de.wikipedia.org/wiki/Rieselhilfe
[100]Wikipedia(2011): Rieselhilfe.
[101]Wikipedia(2011):Natriumhexacyanidoferrat(II). http://de.wikipedia.org/wiki/Natriumhexacyanidoferrat%28II%29
[102]Kinesiologie:Schwermetalle. http://www.kinesiologie.cd/schwermetalle.html
[103]Kallmeyer-Naturheilpraxis(25.03.2008): Fortbildung Labor Spezial: Schwermetalle – die schleichende Vergiftung. http://www.kallmeyer-naturheilpraxis.de/2008/03/25/schwermetalle-die-schleichende-vergiftung/
[104]Was wir Essen: Das "who is who" der Aromastoffe. http://www.was-wir-essen.de/verarbeitung/aromastoffe_who_is_who_der_aromastoffe.php
[105]Wikipedia(2011): Vanillin. http://de.wikipedia.org/wiki/Vanillin
[106] Umweltstation Iffens: NATURIDENTISCH IN DEN FRESSRAUSCH. http://www.umweltstation-iffens.de/c-vanill.htm
[107]Zentrum der Gesundheit: Vanillin - Synthetische Vanille. http://www.zentrum-der-gesundheit.de/vanillin-ia.html
[108]Linz AG: Information zur GRATIS Energiesparlampe. http://www.linzag.at/cms/media/linzagwebsite/dokumente/wohnungenergie_1/strom_3/faq_infoblatt_rz.pdf
[109]Wikipedia(2011):Energiesparlampe[Energiebilanz]. http://de.wikipedia.org/wiki/Kompaktleuchtstofflampe
[110]Ökotest Ausgabe vom 27.02.2009:Energiesparlampen, Haltbarkeit . http://www.oekotest.de/cgi/index.cgi?artnr=92382;bernr=01;co
[111]Stromeffizienz:Strom sparen mit Energiesparlampen - energieeffizient und komfortabel. http://www.stromeffizienz.de/stromsparen/beleuchtung/esl01.html
[112]Baubiologie Maes, Ergänzter Sonderdruck aus Wohnung+Gesundheit, Heft133,2009: Hinters Licht geführt: Energiesparlampen. http://www.maes.de/5%20ENERGIESPARLAMPEN/maes.de%20ENERGIESPARLAMPE%20HINTERS%20LICHT.PDF
[113]Baubiologie Maes, Ergänzter Sonderdruck aus Wohnung+Gesundheit, Heft133,2009: Hinters Licht geführt: Energiesparlampen.
[114]Die Presse(02.03.2008 | 17:51 | VANNINA WURM (Die Presse)):Licht und Gesundheit: Können Energiesparlampen krank machen? http://diepresse.com/home/gesundheit/366943/Licht-und-Gesundheit_Koennen-Energiesparlampen-krank-machen
[115]Die Presse(02.03.2008 | 17:51 | VANNINA WURM (Die Presse)):Licht und Gesundheit: Können Energiesparlampen
[116]Die Presse(02.03.2008 | 17:51 | VANNINA WURM (Die Presse)):Licht und Gesundheit: Können Energiesparlampen
[117]Bayrisches Landesamt für Umwelt: Elektromagnetische Felder im Alltag. http://www.ehekirchen.de/gdeblatt/elektrom-Felder-im-Alltag-stmugv_app000001.pdf
[118] Gluehbirne.ist: Argumente für die GLÜHBIRNE. http://www.gluehbirne.ist.org/tests.php
[119]Verivox: Energiesparlampen geben Elektrosmog ab. http://www.verivox.de/nachrichten/energiesparlampen-geben-elektrosmog-ab-50128.aspx
[120]Engon: Licht in das Dunkel. http://www.engon.de/elampen/
[121]Spiegel: Schützende Flammen. http://www.spiegel.de/wissenschaft/mensch/0,1518,750885,00.html
[122]Stiftung Nano Control:Gesundheitsgefahren durch Toner/Emissionen durch Laserdrucker / Kopierer. http://www.nano-control.de/pdf_htm/nc-flyer_gesundheit.pdf
[123]Berlin.de-Gesundheitsratgeber:Feinstaub aus dem Laserdrucker gefährdet die Gesundheit. http://www.berlin.de/special/gesundheit-und-beauty/gesundheit/ratgeber/1109143-212-feinstaubausdemlaserdruckergef%C3%A4hrdetdie.html
[124]Innovatives Niedersachsen: Braunschweiger Forscher: Laserdrucker verbreiten zwar keinen Tonerstaub, aber andere ultrafeine Partikel. http://www.innovatives.niedersachsen.de/DE/Nachrichten/Meldung/braunschweiger-forscher-laserdrucker-verbreiten-zwar-keinen-tonerstaub-aber-andere-ultrafeine-partikel/672

[125]Stiftung Nano Control:Gesundheitsgefahren durch Toner/Emissionen durch Laserdrucker / Kopierer. http://www.nano-control.de/pdf_htm/nc-flyer_gesundheit.pdf
[126]Bundesamt für Arbeitsschutz und Arbeitsmedizin: Tonerstaubbelastung am Arbeitsplatz vermeiden. http://www.baua.de/de/Publikationen/Faltblaetter/F43.pdf?__blob=publicationFile&v=9
[127]T3 Fokus: Risiko für Erkrankungen durch Tonerstaub geklärt. http://www.t3fokus.de/fokus/gesundheitsgefahr-durch-laserdrucker/laserdrucker-gesundheitsgefahr-durch-emissionen-oder-nur-panikmache/risiko-fuer-erkrankungen-durch-tonerstaub-geklaert.html
[128]CIO: Feinstaub: Krebs-Gefahr durch Laser-Drucker. http://www.cio.de/news/cionachrichten/840897/
[129]Wikipedia(2011): Mikrowellenherd. http://de.wikipedia.org/wiki/Mikrowellenherd
[130]Jasmin Staab: Gesundheitstipps. http://www.jasminstaab.de/gesundheitstipps.html
[131]Elektrosmoghilfe: Mikrowellenherd. http://www.elektrosmoghilfe.de/index.php?option=com_content&view=article&id=64&Itemid=74
[132]Forschergemeinschaft Funk,Newsletter vom 02/2004:Ist Essen aus der Mikrowelle ungesund? http://www.ralf-woelfle.de/elektrosmog/redir.htm?http://www.ralf-woelfle.de/elektrosmog/allgemein/mw_essen.htm
[133]Trink Dich Schlank: Mikrowellenofen zerstört Lebensmittel. http://www.trink-dich-schlank.de/die-methode/selbstachtung/mikrowellenofen-zerstoert-lebensmittel.html
[134]Zentrum der Gesundheit: Makrowahnsinn Mikrowelle. http://www.zentrum-der-gesundheit.de/mikrowelle-ia.html
[135]Zentrum der Gesundheit: Makrowahnsinn Mikrowelle.
[136]Zeitenschrift: Erschwertes Überleben im globalen Mikrowellenherd. http://www.zeitenschrift.com/magazin/44-mikrowellen.ihtml
[137]Elektrosmoghilfe: Mikrowellenherd. http://www.elektrosmoghilfe.de/index.php?option=com_content&view=article&id=64&Itemid=74
[138]Postswitch.de: Mikrowellen machen krank. http://www.postswitch.de/wissenswertes/mikrowellen-machen-krank.htm
[139]Freiheitistleben: Mikrowelle Warnung vor biologischen Folgen. http://www.freiheitistleben.de/pdf/Mikrowelle_Warnung_vor_biologischen_Folgen.pdf
[140]Elektrosmoghilfe: Mikrowellenherd. http://www.elektrosmoghilfe.de/index.php?option=com_content&view=article&id=64&Itemid=74
[141]Symptome: Die gefährliche Mikrowelle? http://www.symptome.ch/vbboard/ernaehrung/30466-gefaehrliche-mikrowelle.html
[142]Wikipedia(2011): Spanplatte. http://de.wikipedia.org/wiki/Spanplatte
[143]Stadt Gütersloh:Formaldehyd aus Holzwerkstoffen http://www.guetersloh.de/Z3VldGVyc2xvaGQ0Y21zOjM0NjQz.x4s
[144]Böge Ambulanz:Formaldehyd. http://www.boege-ambulanz.de/formaldehyd.html
[145]Bundesamt für Arbeitsschutz und Arbeitsmedizin: Lokale Genotoxizität des Formaldehyd. http://www.baua.de/de/Publikationen/Forschungsberichte/1991/Fb639.html?nn=668520
[146]Wikipedia(2011): Formaldehyd. http://de.wikipedia.org/wiki/Formaldehyd
[147]Erfahrungbericht von Simone aus Nagereck(Hamsterfan » 05.09.2006 14:34): Spanplatten sind giftig http://www.nagereck.de/viewtopic.php?t=1516
[148]Wikipedia(2011):Polytetrafluorethylen. http://de.wikipedia.org/wiki/Polytetrafluorethylen
[149]Landesgesundheitsamt Niedersachsen in Ärzte Zeitung vom 21.07.2006:Behörde weist Belastung der Muttermilch nach. http://www.aerztezeitung.de/medizin/fachbereiche/sonstige_fachbereiche/umweltmedizin/article/413603/behoerde-weist-belastung-muttermilch-nach.html
[150]Zentrum der Gesundheit:Gesundheitsrisiken durch Teflon? http://www.zentrum-der-gesundheit.de/ia-risiko-teflon.html
[151]Schwitzen unter den Achseln:Segen oder notwendiges Übel? http://schwitzen-unter-den-achseln.de/
[152]Helpster: Was tun gegen Achselschweiß. http://www.helpster.de/was-tun-gegen-achselschweiss_26554
[153]Fit und Gesund: Frühjahresputz im menschlichen Körper. http://www.fitundgesund.at/blog/wellness-wohlbefinden/fruehjahrsputz-im-organismus.1098.htm
[154]Eurogrube, der Ratgeber für Verbraucher: Achselnässe. http://www.eurogrube.de/gesundheit-fitness/achselnaesse.htm
[155]Praxis des Säure-Basen-Haushaltes: Grundlagen und Therapie Von Michael Worlitschek,Georg Thieme Verlag, 2007 - 158 Seiten. 6. Überarbeitete Auflage, Seite 6 & Seite 7.
[156]Zentrum der Gesundheit: Gefahr durch Deodorants. http://www.zentrum-der-gesundheit.de/ia-gefahr-schweiss-deodorants.html
[157]Zentrum der Gesundheit: Gefahr durch Deodorants.
[158]Wikipedia(2011): Citronensäure. http://de.wikipedia.org/wiki/Citronens%C3%A4ure
[159]Zentrum der Gesundheit: Gefahr durch Deodorants.
[160]Neways: Deodorant ohne Aluminium? http://gesund-einkaufen.com/Blog/page/2/
[161]Neways: Deodorant ohne Aluminium?
[162]Bankhofer Gesundheitstipps:Hilfe bei Übersäuerung. http://www.bankhofer-gesundheitstipps.de/artikel/229-Hilfe-bei-UEbersaeuerung.html
[163]News Medical: Gemeinsame Zutat in einigen Shampoos (Methylisothiazolinon) Stunts entwickelnden Neuronen von Ratten. http://www.news-medical.net/news/2004/12/06/21/German.aspx
[164]Medizinauskunft: Konservierungsmittel im Shampoo zerstört Hirnzellen. http://www.medizinauskunft.de/artikel/wohlfuehlen/schoensein/09_12_kosmetika.php
[165]Zeitenschrift: Wenn das Shampoo krank macht. http://www.zeitenschrift.com/magazin/40-kosmetik.ihtml
[166]Arzt Aspekte:Krebserkrankungen verursacht durch Aromatische Amine am Arbeitsplatz . http://www.arzt-aspekte.de/2010/02/krebs_krebserkrankung_amine_8068.html
[167]Wikipedia(2011):Phenol. http://de.wikipedia.org/wiki/Phenol
[168] Epstein, Samuel S.: The Politics of Cancer Revisited,
[169]Öko-Test, Heft 06/2001
[170] d'Raye, Tonita und National Toxicology Program 1990, National Cancer Institute, HHS Fluoride Report 2/91.
[171]Öko-Test, Heft 06/01
[172]Veröffentlichung der National Academy of Sciences, NRC, 1993, Seite 313.
[173]Öko-Test, Heft 06/2001
[174]Öko-Test, Heft 04/97
[175]Öko-Test, Heft 06/01
[176]Judi Vance: "Beauty to Die For"
[178]Öko-Test, Heft 06/01
[179] Steinman, D. & Samuel S. Epstein: The Safe Shopper's Bible
[180]Natur & Kosmos Juni 2001
[181]Steinman, D. & Samuel S. Epstein: The Safe Shopper's Bible, Seite 259.
[182]Wikipedia(2011):Polyethylenterephthalat. http://de.wikipedia.org/wiki/Polyethylenterephthalat
[183]Tagesschau: Mineralwasser aus Plastikflaschen hormonell belastet,Studie zu belastetem Mineralwasser aus Plastikflaschen http://www.tagesschau.de/wasserflaschen100.html
[184]Der Tagesspiegel: Plastik schmeckt man durch. http://www.tagesspiegel.de/wirtschaft/verbraucher/plastik-schmeckt-man-durch/1286444.html
[185]Wikipedia(2011): PET-Flasche. http://de.wikipedia.org/wiki/PET-Flasche
[186]Informationsdienst Wissenschaft: Mineralwasser aus PET-Flaschen ist mit Antimon verunreinigt. http://idw-online.de/pages/de/news144181
[187]Medizinauskunft: Mineralwasser aus PET-Flaschen verunreinigt . http://www.medizinauskunft.de/artikel/gesund/Essen_Trinken/25_01_mineralwasser.php
[188]Vermei.de: Die PET-Flasche. http://www.vermei.de/petflasche.html
[189]Institut für Umweltmedizin und Krankenhaushygiene: Hygienischer, ökologischer und ökonomischer Vergleich von Trinkwasseranlieferungen in Gallonen vs. Mineralwasserflaschen vs. Trinkwasserschankanlagen. Februar 2005.

[190]Info Wasserfilter: Mineralwasser bzw. in Flaschen abgefülltes Wasser. http://www.info-wasserfilter.de/mineralwasser.html
[191]News.at: Unser Mineralwasser enthält Krebserreger: Flaschen enthalten giftiges Acetaldehyd. http://www.news.at/articles/0931/35/247423/unser-mineralwasser-krebserreger-flaschen-acetaldehyd
[192]Greenpeace: Belastung mit Acetaldehyd. http://marktcheck.greenpeace.at/belastung-acetaldehyd.98.html
[193]Deutsche Umwelthilfe e.V.: über ITX. http://www.duh.de/ueber_itx.html
[194]Deutsche Umwelthilfe e.V.: Druckchemikalie ITX kontaminiert Apfel- und Gemüsesäfte bei Aldi und Lidl. http://www.deutsche-umwelthilfe.org/aktion.html?&no_cache=1&tx_ttnews[tt_news]=450&cHash=5e88276f2e
[195]NGO Online: Niemand weiß offenbar wie giftig die Chemikalie in der Babymilch ist. http://www.ngo-online.de/2005/11/23/nestle/
[196]Hautschutzengel: Bedenkliche Inhaltsstoffe, http://www.hautschutzengel.de/bedenkliche-kosmetik-inhaltsstoffe-ingredients-inci-zusammensetzung.html
[197]Wikipedia(2011): Benzophenon. http://de.wikipedia.org/wiki/Benzophenon
[198]Eurofins: Neue Analytik für die Bestimmung von Benzophenon und 4-Methylbenzophenon. http://www.eurofins.de/de-de/news/news/benzophenon-und-4-methylbenzophenon.aspx
[199]Zentrum der Gesundheit: Gefährliche Sonnencreme mit Nanoteilchen.http://www.zentrum-der-gesundheit.de/sonnenschutz-mit-nanoteilchen-ia.html
[200]Bild: Umweltbundesamt warnt: Nano-Technologie ist gefährlich. http://www.bild.de/ratgeber/gesund-fit/umweltbundesamt/umweltbundesamt-warnt-vor-gefahr-fuer-die-gesundheit-durch-die-kleinen-partikel-10170990.bild.html
[201]Bild: Umweltbundesamt warnt: Nano-Technologie ist gefährlich.
[202]Stern: Nanopartikel verändern Hirnentwicklung. http://www.stern.de/gesundheit/gesundheitsnews/bestandteil-von-sonnencreme-nanopartikel-veraendern-hirnentwicklung-707438.html
[203]Wikipedia(2011): Titan(IV)-oxid. http://de.wikipedia.org/wiki/Titan%28IV%29-oxid
[204]Wikipedia(2011): Zinkoxid. http://de.wikipedia.org/wiki/Zinkoxid
[205]Forum Gesundheit: Überflüssig – Antibakterielle Reinigungsmittel. http://www.forumgesundheit.at/portal27/portal/forumgesundheitportal/channel_content/cmsWindow?p_tabid=5&p_menuid=63353&action=2&p_pubid=633293
[206]Forum Gesundheit: Überflüssig – Antibakterielle Reinigungsmittel.
[207]Lifestyle.t-online: Wie viel Sauberkeit muss sein? http://lifestyle.t-online.de/hygiene-zuviel-reinigung-und-koerperpflege-koennen-der-gesundheit-schaden/id_16024496/index
[208]Lifestyle.t-online: Wie viel Sauberkeit muss sein?
[209]Siegfried Borelli / Jost von Mayenburg: Nahrungsmittelallergien. Niedernhausen (Falken-Verlag), 1988, S. 52-62.
[210]http://www.mofilm.de/Frames/themen/Innere/schilddruese-tipps_08.htm

Nachwort

Wie dieses Buch gezeigt hat, nehmen wir jeden Tag über unterschiedliche Produkte schädliche Stoffe auf.
Es gibt viele Grenzwerte für die Stoffe. Meist sind die grenzwertvorschreibenden Institute und deren Studien durch Lobbyismus geprägt, so dass keine neutrale und unabhängige Entscheidung für das Wohle des Verbrauchers getroffen wird, sondern der Profit eine meist entscheidende Rolle spielt.

Und auch wenn die meist spekulativen Grenzwerte eingehalten werden, so kann keiner die Auswirkungen vom regelmäßigen Konsum über einen längeren Zeitraum kennen.
Was passiert mit unserem Körper, wenn wir 50 Jahre lang Mineralwasser aus Plastikflaschen trinken?
Sind die Hormone wirklich so unschädlich? Und was ist mit den Aluminiumpartikeln in den neuen Deodorants?

Wie reagiert unser Körper auf die lebenslange Einnahme dieser Stoffe? Dies vermag keiner zu sagen!

Mit den Jahren summieren sich die Stoffe, die sich in unserem Körper ansammeln.
Unser Körper kann irgendwann diese ganzen Stoffe nicht mehr von alleine abbauen und er wird schwach und krank.

Wenn wir nur ein bisschen auf unsere Ernährung achten, technische Geräte mit Bedacht auswählen und unseren Körper nicht mit körperfremden Stoffen über Jahrzehnte schädigen, ist das schon ein wichtiger Schritt, den wir gemacht haben, um die Verantwortung für unser Handeln zu übernehmen und sich nicht allein auf Institute und Behörden zu verlassen.

Unbestritten ist, dass es das gesündeste für uns Menschen wäre, so zu leben, wie es die Natur vorgesehen hat.
Natürlich wäre es am gesündesten, wenn wir unser Brot aus den Grundzutaten selbst herstellen würden. Ab und zu mag das gehen, doch wenn wir uns unseren Alltag betrachten, so dürfte es für die wenigsten Personen realisierbar sein.

Dieses Buch soll niemanden dazu bringen seine Lebenseinstellung in Richtung „Ökofaschist" radikal zu ändern.
Es soll vielmehr zum Nachdenken über unsere Lebensweise anregen.
Der Mittelweg sollte sein, dass wir vermeidbares vermeiden.